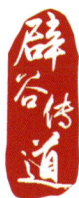

知行合一 · 必有大成

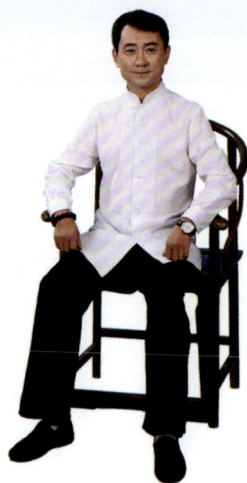

胡耀中 编著

辟谷传道

【第二版】

三十年

全国百佳图书出版单位

中国中医药出版社

·北 京·

图书在版编目（CIP）数据

辟谷传道三十年 / 胡耀中编著. --2版. --北京：
中国中医药出版社，2024.4（2025.10重印）
ISBN 978-7-5132-8714-2

Ⅰ.①辟… Ⅱ.①胡… Ⅲ.①禁食—养生（中医）
Ⅳ.①R247.4

中国国家版本馆CIP数据核字（2024）第064742号

中国中医药出版社出版

北京经济技术开发区科创十三街 31 号院二区 8 号楼
邮政编码　100176
传真　010-64405721
廊坊市佳艺印务有限公司印刷
各地新华书店经销

开本 880×1230　1/32　印张 8.25　字数 185 千字
2024年4月第2版　2025年10月第4次印刷
书号　ISBN 978-7-5132-8714-2

定价　62.00元
网址　www.cptcm.com

服 务 热 线　**010-64405510**
购 书 热 线　**010-89535836**
维 权 打 假　**010-64405753**

微信服务号　**zgzyycbs**
微商城网址　**https://kdt.im/LIdUGr**
官 方 微 博　**http://e.weibo.com/cptcm**
天猫旗舰店网址　**https://zgzyycbs.tmall.com**

如有印装质量问题请与本社出版部联系（010-64405510）

前言　中国式健康管理

　　健康管理是这几年刚刚进入公众视野的一个新名词，也是国家大力倡导的一个新兴行业。但对公众而言，还是相对陌生，有病了就去医院，没病了正常生活，健康管理有什么用？与医院又是怎样的关系？

　　就像 1995 年中国的第一家互联网公司瀛海威，知道互联网是一个趋势，未来的发展空间巨大，却不知道怎么运营，最终被残酷的现实挤出公众视野。而今天的健康管理公司也大都面临着同样的困扰，国家看好，自己也看好，可对于如何生存下去，如何给顾客创造独特的价值而不只是不断推出新的概念，却找不到答案。这是一个挑战，也是一个需要不断探索的命题。

　　至于什么是健康管理，我不想引用枯燥的概念，可以分析一个现象，让大家有一个较为明晰的理解。

这是一个谈癌色变的时代。关于癌症的治疗，去医院做手术、放疗或化疗几乎是所有专家一致的推荐。不可否认，放化疗有一定的副作用，所以有相当一部分患者在治疗过程中死亡（我的父亲也是多年前在化疗过程中去世的），所以今天的微信上时不时转发"化疗的骗局""化疗的阴谋"之类的文章。可我时常思考的是，这个发布文章的人，如果今天检查出了癌症，明天会不会一样选择走进医院去接受化疗呢？假如不会，假如他认定了化疗不科学，那么更科学的治疗手段又是什么？

于是各种信息版本又出现了，例如喝马铃薯汁、吃灵芝、吃太岁等，不一而足。不排除有些特例是用这些方法治愈的，但本人观察用这些方法"治疗"癌症的患者中，目前没有一例是成功的，反而有人因此延误了治疗的最佳时机。西方大量临床数据显示，化疗可以延长患者的存活时间，所以有条件的患者会选择出国治疗。

按照正确的化疗程序，患者在接受每次化疗之后要有一个"免疫恢复期"，当身体各项指标恢复至一定标准时才可以接受第二次化疗。在这个休养阶段，患者的饮食、睡眠、运动，甚至情绪都要接受一定程度的干预，以利于尽快恢复。通俗地说，这个过程可以理解为"健康管理"。

我们且不管用这个例子来下定义是否严谨，但我们的确会意识到在我国临床医学之外，健康管理的观念和手段大量缺失。但同时也会由此明确健康管理机构的定位不应该是临床医学（医疗机构）的颠覆者和挑战者，而更应该扮演好一个跟随和补充的角色。

按照佛家的因果之说，疾病的"因"不除，疾病的"果"就不会消失，所以控制症状只是扬汤止沸，去除病因才能釜底抽薪，并且不再出现病情的反复。健康管理公司的工作就是帮助患者找到病因，去除病因，从根本上消除因为生活方式不当而引发的各种健康问题。

统计大量数据之后发现，想要保持健康，以下条件必须遵循：

1. 乐观的心态；
2. 均衡的营养；
3. 适量的运动；
4. 充足的睡眠；
5. 戒烟限酒。

以上标准基本属于"正确的废话"，关键在于健康管理机构如何能够保证服务对象不仅知道，还能够采取有效的手段让他（她）能够做到！如果不能，如何实施健康管理？如果服务对象本身自控能力很强，本身就能遵循这些条件，那么要健康管理机构又有什么用？

所以，健康管理行业的尴尬在于缺少有效的干预手段，客户病症没有解除，就没有满意度，更没有美誉度。"没有霹雳手段，不显菩萨心肠"，既要区别于临床医学的理论和治疗体系，又要让客户感觉到立竿见影的康复效果，这是目前整个健康管理行业亟待突破的发展瓶颈。

经过多年不懈的探索，我们提出了"中国式健康管理"的概念，在不断挖掘中华传统养生神奇方法的同时，我们发现了一个又一个让人不可思议的康复案例。例如通过洗髓功等吐纳功夫的练习，让男性生殖泌尿系统疾病的患者当天感受"回春"的惊喜；通过道家辟谷养生的方法，让肥胖和"三高"患者指标快速稳定正常，打破了"高压高糖必须终身用药"的魔咒……

"先体验，后传播"是我们的宗旨，也是我们的使命。通过对来自全国各地的数万名学员的持续辅导，我们也总结了大量的案例和数据。我们相信，"弘扬传统养生文化，书写健康财富人生"不仅是一句口号，更是一种持续不懈的行动，必将在中国的健康管理领域留下浓墨重彩的一笔。

中国式健康管理，功在当代，利在千秋。

胡耀中

2024 年 1 月

自序 1   浅谈辟谷

　　健康长寿是古今中外人们不懈追求的目标，寿与天齐的年岁叫人既羡慕又向往。古往今来，多少帝王以炼丹来圆自己的长寿梦，但往往"不死仙丹"到最后却是催命毒药。不管是现在还是以前，不管是曾经的帝王还是众多的平民百姓，都有一个共同的愿望，就是可以"健康长寿"，这也是历代养生家和科学家一个重要的研究方向。

　　其中有些流派比较推崇"科技改变生活"，所以就衍生出了保健品文化、医疗文化和一系列的现代健康理论；也有一些流派崇尚"道法自然"，不断从自然规律中去发掘和感悟如何天人合一。按照"存在即为合理"的逻辑，我们认为两种生活态度一定都有各自的优势和不足，而最终实践会是检验真理的唯一标准。

　　这几年中国出了很多关于长寿村的传说，比如广西巴马、新疆喀什和江苏南通等，于是也应运而生了一些调查研究者和不同的养生理论。例如巴马，一说是因为螺旋藻的效用，一说是因为巴马水，因此也产生了一定的商业价值；不太好关联类比的是喀什没有螺旋藻和巴马水，专家认为是干果和大枣起了关键作用，这种理论毫无疑问在一定程度上也带动了当地的经济；与之完全不同的是南通没有以上地域资源，所以专家发掘出了当地的食用菌产业，包括灵芝。但让许多人感到疑惑的是，也许这些产品都有养生的功效，但为什么三个地区长寿的原因却又如此的不同呢？还有一种理论努力找出了多个长寿村的共同点——污染少，商业竞争不明显，生活节奏慢，等等，其中后两项更多关注了当地居民的心理状态。假如这个理论是对的，那么古代中医所说的上医"调心为上"就有了足够的事实依据。我们自然会有这样的疑问：现代人的很多慢性疾病是否与心理因素以及生活方式有着密不可分的关系呢？是否通过心理调节和改变生活方式就可以去除许多被医学上称为难题的慢性病呢？关于这个观点，我们留在后文中继续探讨和论证。

按照自然之道，许多动物有冬眠的习惯，长时间的断食之后，很快就进入了交配繁殖期。为什么断食不仅没有导致死亡，反而让它们迅速恢复旺盛的体力呢？这个问题可以交给生物学家去研究解答。而由此衍生出的问题是，更多的动物包括人类是否也能具备以上的功能？答案是肯定的。

有资料显示，西方科学家拿两组老鼠开始了类似试验。其中一组可以随意进食，就像我们今天的人类；而另一组却被限制饮食或阶段性断食。结果超出许多人的预想。首先，断食的老鼠精力更加旺盛，寿命也延长了 30% 以上；其次，断食还激发了它们免疫力的提升和疾病的自我修复。如果应用到人类身上，会有同样的效果吗？带着这种疑问，科学家开始以不同的物种来作为试验对象，试图从中找到更多的理论依据。

来航鸡是源于意大利的一个蛋鸡品种，这种鸡在养至 18 个月左右就会停止产蛋，解剖发现鸡肚子里会有大量油脂，医学上认为这是影响其产蛋的生物垃圾。为了改善它的产蛋能力，此时往往采用持续 20 天左右的强制断食，之后逐步恢复供食。结果令人振奋，一定周期之后，这些鸡又开始产蛋。除了生育能力的恢复，它们的羽毛也开始脱落而再生，养殖业内称之为"强制换羽"。

接下来，我们一位学员开始拿猪来作为试验对象。一只 150 多千克的猪，断食（我们那位学员称之为辟谷）28 天之后，减肥近 50kg，且精神抖擞。宰杀时也有新的发现：本来屠宰场的狗不食猪血，而这只猪的血被狗狗们哄抢一空；猪大肠非常干净，在烹饪时几乎不用复杂地清洗；而专业检测报告也显示猪肉中各种重金属及毒素指标趋于零。那位学员为此专门注册了商标"食八戒"，至于能不能形成大众品牌，那属于商业范畴，本文暂不讨论。

接下来谈谈我们人类自己吧，我们是否也可以这么做呢？

这种断食的方法，我们数万名学员试验了十几年，而在西方某些国家推行了近三十年之久，欧洲还为此专门成立了断食医院或禁食科。实践证明，此方法对于减肥和慢性病康复有着不可思议的效果。在中国，古人称之为"辟谷"，虽然目前推广的时间和范围都很有限，但现在国家相关部门已经在培训辟谷专业指导人员从事指导工作（注：自行尝试具有相当的危险性）并颁发"辟谷养生指导师证"，我们期待这一行业在国家管控下能够进一步走向规范。

然而，在大部分人的传统观念当中，始终根深蒂固地认为七天不吃可以饿死人，俗话说"人是铁，饭是钢，一顿不吃饿得慌"，经过特殊辅导就能不吃不饿，且持续几十天，还能照常工作，岂非巫术妖术？再加上一些指导辟谷者又念咒又施法，再次给我们祖先留下的养生方法蒙上了光怪陆离的色彩。

如何脱下辟谷的神秘面纱，让辟谷从神秘中走出来，保其精华，弃其糟粕，科学地阐释辟谷，是全中国每一位辟谷指导师和受益者的心愿和使命。"去宗教化、去神秘化、科学化、普及化"一直也是我们辟谷指导机构始终秉持的宗旨。假以时日，就像西方许多国家都有禁食科、断食疗法一样，笔者相信辟谷养生法一定会堂堂正正地登上时代的舞台，作为医学的重要组成部分，为改善人们的体质和根治疑难疾病做出应有的贡献。

如今，世界各地已有数百万辟谷或断食体证者，"辟谷"已经作为一种排除体内毒素、促进身心健康及激发生命潜能的方法，给许多人带来益处，被许多人推崇与实践。现代医学统计数据显示，在现有的物理治疗方法中，辟谷养生是安全、较有效率的方法之一，称之为"不动刀子的手术"！

本书旨在普及健康观念和养生知识，让每个人回归健康自然的生命之旅，走进科学的"辟谷"养生队伍中来。先体验，再传播，才是古人所说的"证道"而后"传道"。

胡耀中

2024 年 1 月

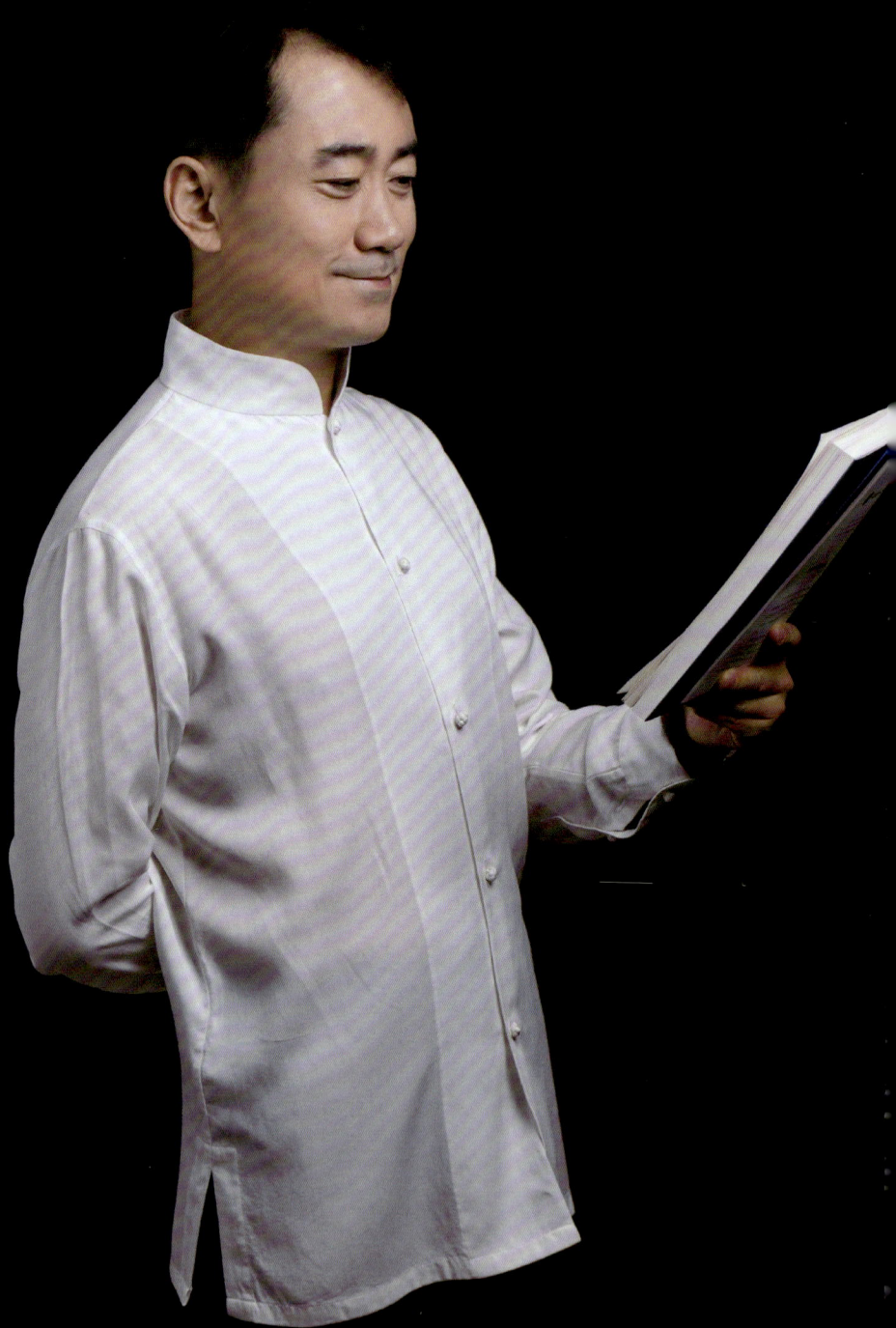

自序2 辟谷传道三十年

知行合一，必有大成。

这句话说起来简单，要做到却不是一般的难。

20多年的讲台生涯，每次学员让签名的时候我总是落笔这八个字，可是个中深意值得一个人用一生去感悟。我时常在想，这世界上又有多少人可以"知道、悟道、做到"从而"得到"呢？

四十不惑，古语有之。可是到了五十多岁，我还是时常对人生感觉大惑特惑，于是就会选择去寺院禅修。每次七日的打坐枯禅，手机没收，不许讲话，僧人们称为"止语"，过程中总会心中升起许多的宁静和喜悦，淡淡而莫名。出关之后被人问起收获，总是笑答："佛曰，不可说。"真的无法用语言去描述这种感受，难怪《道德经》开篇就是"道可道，非常道"，说出来就不是那个道了。

记得刚去时也爱问禅师：为什么要打坐呢？答：坐坐就知道了。转问师兄：坐到最后会怎么样？也答：坐坐就知道了。于是终于明白了何谓实证实修。知识可以通过语言和文字传承，而感悟和感受却是在过程中由心而生，甚至不能通过语言描述，所以才有了这句禅语——不可说，就是让你自行体证的意思。

可有些话，还是要说，不得不说，关于我，关于这本书。一路风风雨雨，一路跌跌撞撞，踏入社会几十个年头了。

从商海沉浮中学会了忍耐和变通，讲台上的 20 多年又让自己多了些底气。从一无所有到有车有房、有名有利，半百之年的我时常在夜深人静时思考一个问题——我从哪儿来，为何而来，要往哪儿去？

换房，换车，又开始规划移民，似乎始终在忙碌中充实着。可快乐并没有随之而增加，在一个特殊的机缘，跟一个年过半百的美国企业家（华人亿万富豪）挑灯夜谈，他轻描淡写的一句话却让我如醍醐灌顶——快乐不要向外求，而要向内心去寻找！是啊！名利带来了瞬间的快乐，可这种快乐又能持续多久呢？人生起点是一样的，终点又都大体相同，无外乎骨灰盒、墓地而已。既然如此，为什么不让自己慢下来？为什么不让自己每一天都快乐而有意义？我开始重新思考自己的后半生了。

过去的十几年，与很多商业界大师同台演讲，接受鲜花和感谢，一度是我最大的快乐；现在，我决定告别那个繁华的舞台，去寻找我的信仰，我的梦。

写到这里，耳畔不由自主响起了刘欢的那首《在路上》——那一天，我不得已上路，为不安分的心……

直到今天，还有企业家惋惜地问：胡耀中老师，放弃了这么多年的企业管理专业转型养生，究竟为什么？我淡淡地一笑：因为我在南海观音前许了个大愿——辟谷传道三十年！

先说说我的辟谷缘起：多年以来，走在奋斗的路上，父母相继因癌症离世了。我在悲痛之余开始关注自身的健康，拿到体检报告那一刻，我心情非常复杂，不到四十岁的人怎么会有这么多异常指标？高血压、高血脂、动脉硬化、轻度心脏病，以及曾经的胃出血、肾结石、鼻炎、肥胖、肩周炎……还好，医生说都不太严重，关键是要减肥。下定了决心，我开始去健身房，练跑步、瑜伽、器械。奋战了几个月，再体检，指标基本不变！

偶然的机缘再次接触辟谷养生。早在 18 岁练气功的时候，我也有过短暂的辟谷经历。那时因为时间太短，没有深刻感受，而且我认为在过去这都是修炼家的秘术，不会轻易外传的。当我听说有人仅仅用 3 ～ 4 天的时间就可以让学员进入长期不吃不饿的辟谷状态时，便产生了浓厚的兴趣。于是我马上放下手中所有事务进行考察，第一次就辟谷 7 天，中间还讲了两天课（真的是什么也没吃哦），感觉很不错。于是开始刻意让自己多次体验，10 天，又 10 天……就这样，大肚皮没了，鼻炎没了，脂肪肝没了，高血压也没了，体重也从 71kg 减到了 61kg。想到身边的人为减肥去花费巨资抽脂，因各种疾病而定期住院，我开始意识到辟谷的价值，我知道我的余生该做些什么了。

过去的十几年，在很多人怀疑和不理解的那些岁月，我开始了艰辛的"传道"历程，足迹从郑州、天津到内蒙古、新疆一路延伸，学员开始遍布河南、河北、湖南、湖北、新疆、东北三省、山西、山东、北京、天津，每期辟谷养生班从十七八人慢慢增加到三四十人，直到现在的二三百人。到今天，每周还有三百人接受我们线上远程指导。十几年间，数万名学员见证了一个又一个的康复奇迹之后，我们也发掘出了更多传统养生方法，并成立了"耀中堂家庭健康管家"（公众号同名）。必须要感谢学员们不断的鼓励和支持，让我和我的伙伴们始终坚信，弘扬传统养生文化，书写健康财富人生，将是我们终生努力的方向！

某年春节，我随笔写了一首小诗，算是以诗明志吧，博诸君一笑：

辟地开天盘古先，

谷粟养身逾万年。

传言秦汉不食术，

道法自然现民间。

三餐绝非不破法，

十方术士早逆颠。

年命或非天注定，

愿力胜医明诸贤。

真心希望这本书可以改变千千万万人的健康观念，改变他们的生活态度和生活方式，让每个人都可以回到健康快乐的人生中来。远离疾病，更重要的是摆脱无知的固执。应该在不久的将来，我这句"辟谷传道三十年"就要升级为"健康传道三十年"了。

胡耀中

2024 年 1 月

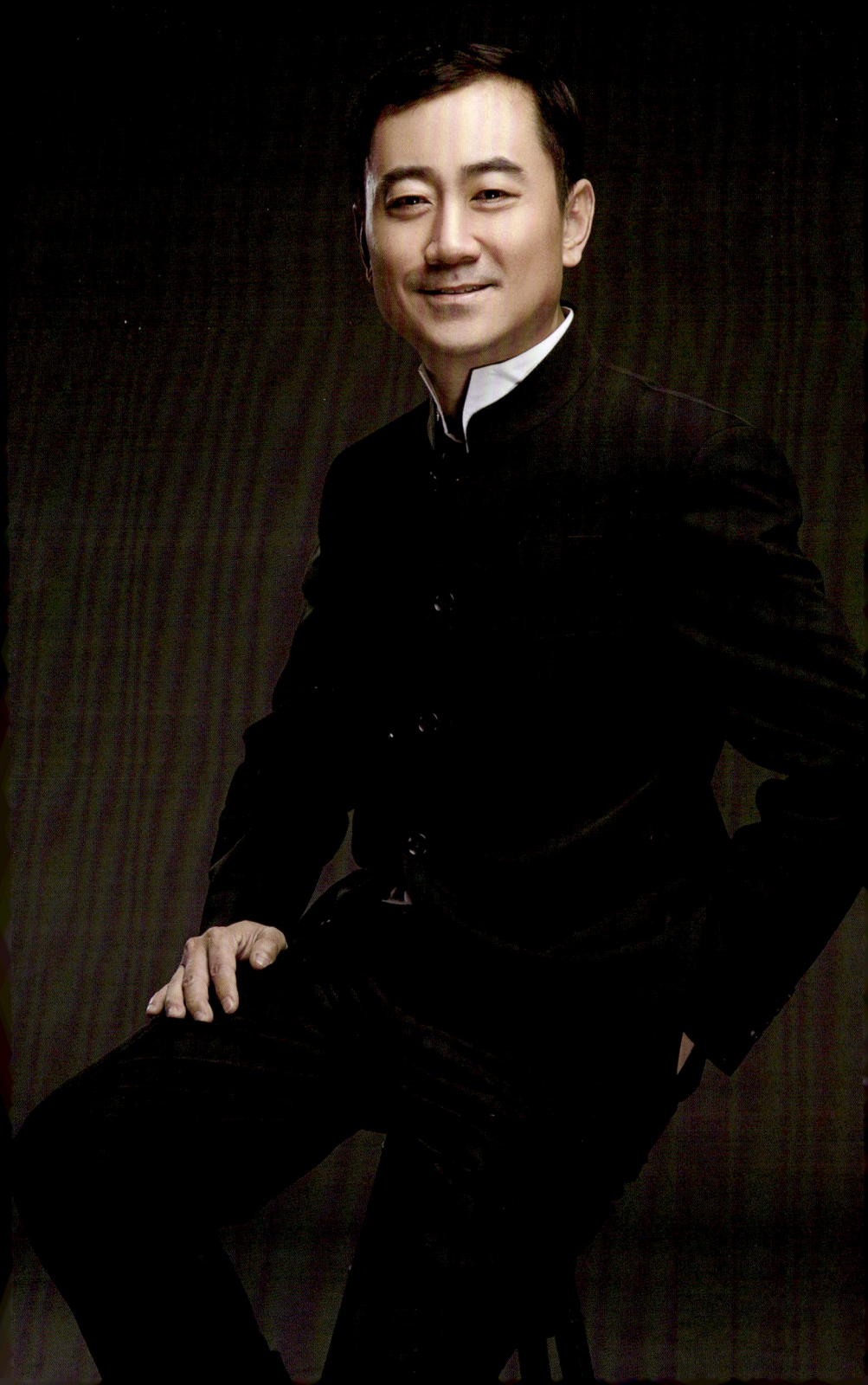

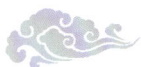

目　录

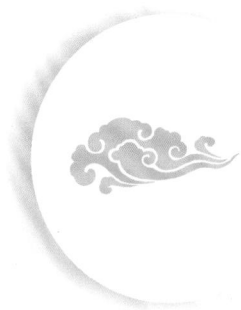

第一章

走进辟谷养生

一、认识辟谷

在互联网上搜索"辟谷"，我们看到文章多如牛毛，在古人说来就叫汗牛充栋，这个描述一点都不为过。遗憾的是大多千篇一律，是复制和粘贴的产物，于是终于明白了什么叫"天下文章一大抄"。所以本书不准备以学术研究的面目来公之于世，也不追求绝对的严谨和数据标准，而是尽量秉持"原创、易懂、去学术化"的宗旨，让大家看得懂，看得进，看完有收获就好。

那么何谓辟谷？辟谷，字面理解通"避谷"，就是不食五谷之意，再通俗地说就是不吃东西。但又不能如此通俗地去给它下一个这样的定义，因为它的内涵远远大于我们各种语言和文字所描述的。胡耀中辟谷认为，辟谷师通过一系列的特殊辅导，包括气功、冥想、静坐、意念引导等方法，使被辅导者进入一种长期不吃也不饿的特殊状态（可以类比动物的冬眠状态），从而达到净化身心、祛除病症等预期效果，这就是辟谷在操作层面的定义。

然而很多人在第一时间就会联想到绝食，时常有人会问我：辟谷会不会很饿，普通人能不能忍受，会不会缺少营养而对身体造成伤害？这种联想很正常，然而这又是一种很大的误解。真正进入辟谷状态，不是在忍受饥饿的折磨，而是享受身心改变所带来的轻松和快乐！

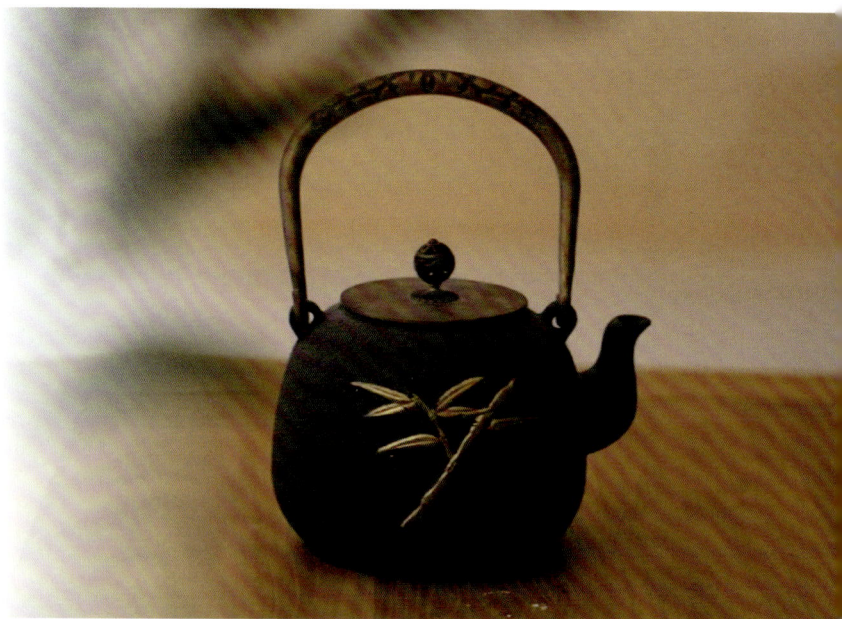

　　每次针对这些疑问，我都要花几个小时的时间去给他们讲解、论证关于营养素，关于身体神秘的自愈功能等，因篇幅关系，容我们在后面的篇幅中再来解答。

　　还会有人有另一种想法，不吃，活着还有什么意思？其实他们没有注意到，他们的疾病（或未来的疾病）跟这个念头居然有着莫大的关联。

　　佛语说：万病由心生，疾病的根源就在于贪、嗔和痴，其中贪又是第一大心魔，是大多数烦恼和疾病的根源。所谓"饮食男女，人之大欲"，排名第一的贪念就是贪吃。有很多人在潜意识当中，即便自己并不需要，也要努力去摄取和占有，以为是多多益善，其实是大错特错的观念。例如曾经有一位先生，已经胖得不堪入目了，开口问我的就是：我应该吃点什么才能瘦下去呢？在我错愕之际，又补充说：医生说我主要是缺这个缺那个才导致肥胖，我到底缺什么啊？我直接笑答：缺心眼儿呗！其实他真正缺少的，是正确的生活观念和自控力。

古埃及有句谚语：我们吃的食物三分之一养活了自己，三分之二养活了医生和牧师。其中含义值得细细品味。

我国古人也认为，"一食为适，再食为增，三食为下，四食为肠张，五食饥大起，六食人凶恶，百疾从此而生"，认为病从口入，饿治百病。小时候我们常听家里的长辈念："若要小儿安，三分饥与寒。"其实不只小儿，所有人都必须保持一定的饥渴才对养生有利。现代人的病很多是"饱"出来的，而且"饱"出来的病可以用"饿"来治。有人说怕饿，我常笑答那你一定不怕死。也不知他能不能听懂，只好随缘了。

辟谷在世界宗教界也颇为流行，许多宗教学家为"明心见性、体悟真理"而进行辟谷。在中国，藏密的米勒日巴尊者因为学法，入山苦修十多年，饱受饥饿的磨炼。道家的邱长春真人，在山上修炼的时候，也曾经大辟七十二次，小辟无数次，但他们在度过这些关头之后，成就了高尚的功业。著名的释迦牟尼、摩西、耶稣、穆罕默德这些圣者，都曾一次断食（西方叫断食，中国叫辟谷，两者不尽相同）四十多天，然后获得智力、灵力的飞跃，终于悟道。他们在自身体验之后又传给后人。释迦牟尼讲过："如果五体之内有任何病患之时，应先断食。"另有一说为"比丘有病，断食饮水，以瘳（康复）为度，名为天医"。耶稣说："为了健康的关系，神会劝你挨饿，饿能洗涤你的胃肠，可以健康祛病。"

我在四十岁之前一直对宗教类的东西很排斥，认为太过唯心，我想是因为身边的"伪宗教者"给我造成了这样的印象吧。由于各种机缘，慢慢地也让我在认知上发生了一些改变，站在宗教之外看宗教，我发现它在哲学范畴和智慧层面会给人带来很多的思考和启发。例如佛家会谈到"定数"，意指一个人此生享多少福、遭多少罪是有规律的，所以才有"苦尽甘来"的说法，而现代人也提出了"人这一生九吨饭，谁先吃完谁先走"这样一种观点。细细想来，人这一辈子喝多少酒，吃多少肉，似乎冥冥之中真有一个定数，早完成的真的早走了。那么逆向思考一下，没完成的呢？这也许就是辟谷的意义之一吧。

网上有很多文章说辟谷包治百病，有几十大功效。说实话，我并不完全认同，我觉得不可以过多地神化一种养生方法，毕竟类似的方法还有很多。根据我们对数万名学员的归纳

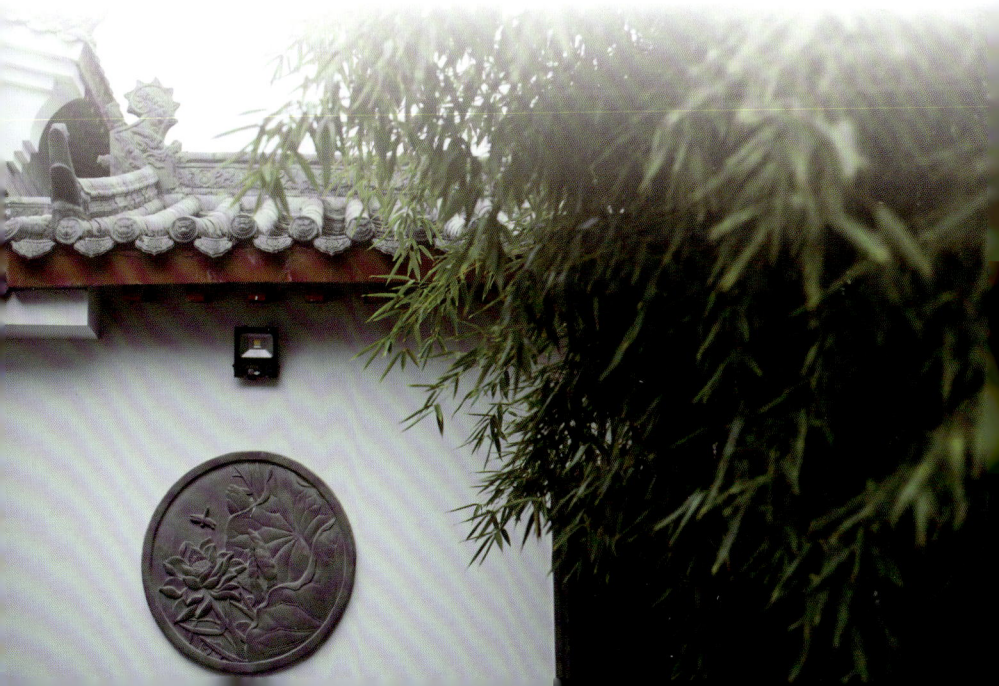

统计，我总结了以下辟谷五个大的效用。

1. 调节体重

辟谷可以快速减肥，一个月可以减三四十斤；也可以改善营养吸收，使瘦人增重。在这个方面，目前我还没有发现比辟谷更快更轻松又更安全的调节体重的方法。包括我们的客户案例中，每年都有减去 50kg 的"冠军"学员，后面可附图分享。

2. 美容养颜

辟谷可以美容养颜。真正的"颜如玉"不是手术雕琢出来的，不是脂粉遮盖出来的，是健康带来的由内而外的美。脸色不佳是身体症状，长痘或毛孔粗大也如此。爱美的女士不妨一试，看看辟谷和你的进口化妆品效果孰优孰劣。

3. 平衡免疫

辟谷还可以平衡免疫力。免疫是我们人体的"正气"，当它被改善，类似于过敏或感冒类的症状就会逐步远离。毕竟"正气存内，邪不可干"。

4. 祛病延年

我们有足够的时间去论证辟谷对于慢性病的作用和对长寿的帮助，您需要做的是看完本书。看完本书，您会惊讶地发现，它的调理范围居然包括了当今医学认为的一些不治之症，我本人也是受益者之一。

5. 开发智慧

这是较难解释的一个领域，可以简单地归结为"耳聪目明"，也可以抽象地说"体力、智力、灵力飞升"，也可以科学地说"影响你的价值观和世界观"。个中滋味，如人饮水，冷暖自知。

不仅如此，"辟谷"尚有许多可以延伸的社会意义，例如节能、低碳、自疗、抗灾、提高国民身体素质，甚至应用于军事领域，等等，不一而足，那就留给更多的专家和学者来研究吧！我们能做的，只是体证它，传播它。

二、辟谷典故及现代实践

辟谷术起于先秦，大约与行气术同时。集秦汉前礼仪论著的《大戴礼记·易本命》说："食肉者勇敢而悍，食谷者智慧而巧，食气者神明而寿，不食者不死而神。"这是辟谷术最早的理论根据之一。《淮南子·地形》也有类似的记载。而《人间》还载有实例，如记述春秋时鲁国人单豹避世居深山，喝溪水，"不衣丝麻，不食五谷，行年七十，犹有童子之颜色"，是目前可见史籍所载最早之辟谷实践者。

道教创立后承袭此术，修习辟谷者代不乏人。《汉武帝外传》载：东汉方士王真"断谷二百余年（当为"日"之误——引者注），肉色光美，徐行及马，力兼数人"。《后汉书·方术传》载："（郝）孟节能含枣核、不食，可至五年十年。"曹植《辩道论》载郗俭善辟谷事，谓曾"躬与之寝处"以试之，"绝谷百日……行步起居自若也"。曹操的方士群中，甘始、左慈、封君达、鲁女生等皆行辟谷术。东晋道士葛洪在《抱朴子·内篇·杂应》中说："余数见断谷人三年二年者多，皆身轻色好。"并举出具体例子以证之：三国吴道士石春，在行气为人治病时，常一月或百日不食，吴景帝闻而疑之，"乃召取锁闭，令

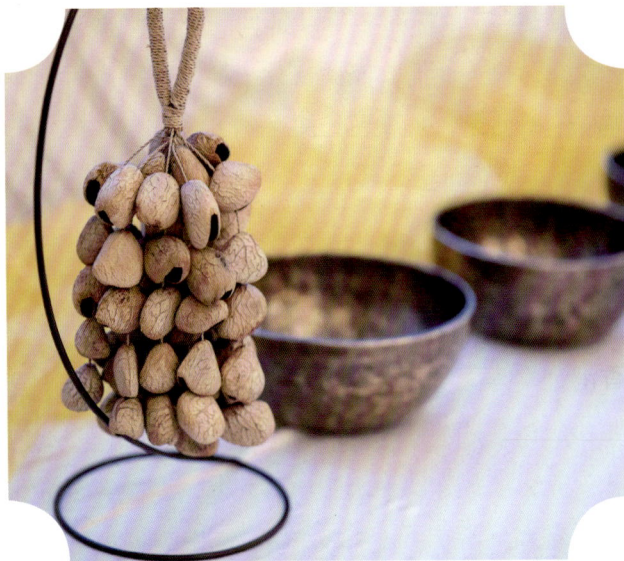

人备守之，春但求三二升水，如此一年余，春颜色更鲜悦，气力如故"。又"有冯生者，但单吞气，断谷已三年，观其步陟登山，担一斛许重，终日不倦"。《魏书·释老志》载：北魏道士寇谦之托言太上老君授以导引辟谷口诀，弟子十余人皆得其术。又谓东莱道士王道翼隐居韩信山，断谷四十余年。"陶弘景善辟谷导引之法，自隐处四十许年，年逾八十而有壮容。"《宋史·隐逸传》载：宋初道士陈抟居武当山九室岩，"服气辟谷历二十余年，但日饮酒数杯"。史籍、道书所载不胜枚举，可知从汉至宋，辟谷术在道教内一直十分流行。古籍记载有的来自野史，或不免夸大，况且无从考证，现代有没有类似的人或事件呢？

1988 年 1 月 7 日《人民日报》第三版就曾以《麻城农家女十年粒米未进言行自如》为题，报道湖北省麻城市熊家铺区月形塘村 25 岁姑娘熊某，15 岁时突染重病，生命垂危，脱险后即不复进食水，至今已 10 年粒米未进。令人惊异的是，她染病卧床 8 年后，竟能独立行走，谈笑自如，且能做些家务，可谓人间奇迹。

在中国香港，自 20 世纪 90 年代开始倡导绿色人士及团体提倡辟谷。香港素食学会在 1995 年首次举办辟谷营，帮助了不少人在身、心、灵各方面得到美满的收获，至今已举办了多次。

2004 年 3 月 20 日，来自四川泸州的一名老中医陈建民走进吊在碧峰峡的一座悬空玻璃房中，开始他辟谷 49 天的挑战之旅。5 月 7 日，他离开了这座玻璃房。这一举动引发全国媒体的高度关注，而各种质疑的声音也不断响起。经过 49 天的坚持，陈建民挑战成功，从而让辟谷进入很多人的视线。

2012 年我的一名辟谷学员，来自山东省淄博的周女士，她第一次辟谷 71 天，其间任何食物都不吃，只喝水。并且她是一家外贸公司董事长，辟谷期间没有请过一天假，照常上班。第二次她辟谷 60 天，并且在她的带动影响下，80 岁高寿的父母均辟谷 50 天，女儿辟谷 28 天。结果反馈除身心健康之外，一个月全家不必开火做饭也是不小的收获。

在我们开设的古法养生班里，经过十几年对 8 万多组数据分析，98% 的学员均可自然进入辟谷状态，少则 7 天或 14 天，我们称之为短辟谷；长则 21 天或 28 天，甚至更久，我们称之为长辟谷。辟谷期间学员身体与心灵收获各不相同，容后探讨。

三、西式辟谷（断食法）

西方国家虽然很多采用辟谷方法来改善自我，但他们的词典里是没有"辟谷"这个词的，方法也不尽相同，但站在结果的角度来看，他们的断食疗法与辟谷却又异曲同工。我们不妨也来了解一二。

西方国家历史文献纪录最早的断食法临床个案记载可以说源自阿拉伯医学家伊本·西拿（980—1037），他所著的《医典》中报道了如何让病人断食一个月，其间鼓励他们散步、做体操、晒太阳、按摩，于是各式各样的顽疾、疑难杂症不药而愈。

近代西方有德国医学家弗里德里希·霍夫曼（1660—1742），他让病人断食，治好了中风、胃溃疡、痛风、风湿、各种皮肤病等，他坚持说："断食是最棒的治疗法。"

到了现代，主流西医一般忽略饮食与健康的关系，对断食疗法所知甚少。幸有个别医学专家力排众议，例如19世纪中叶有位约翰·都伊博士，以科学方法研究断食的疗效，令西方医学界留意到断食疗法的重要性。

美国著名作家安普敦·辛克雷亚患了重病，先后做了2次断食，首次11天，第2次8天，疾病霍然而愈，重新恢复了健康生活。于是他在1911年出版了《断食疗法》等书，广受社会关注。

美国的哈佛·协尔敦博士在1920年于德州创立疗法医

院，采用断食作为主要的治病手段，治好了 5 万例各种病症的病人。

在中东和印度等地，用断食来治病司空见惯。

日本人也自古习惯断食。著名小说家村井弦斋在 1919 年做了为期一周的辟谷，1920 年再做 30 天的辟谷，治好了缠身的顽疾，于是出版了《断食疗法》作为见证。1919—1921 年，法学博士今井嘉幸做了几次断食，医好了久治不愈的支气管哮喘，轰动了全国，使得日本人更有信心采用断食的方法来治病。

更不可思议的断食传奇是来自印度的 82 岁老人普拉德·贾尼（Prahlad Jani），断食 70 年，不吃，极少喝水。医生团队对他进行了 15 天的观察研究，发现老人真的没吃没喝也未排便。医生们当时发现，尽管老人体重略降，但身体健康无

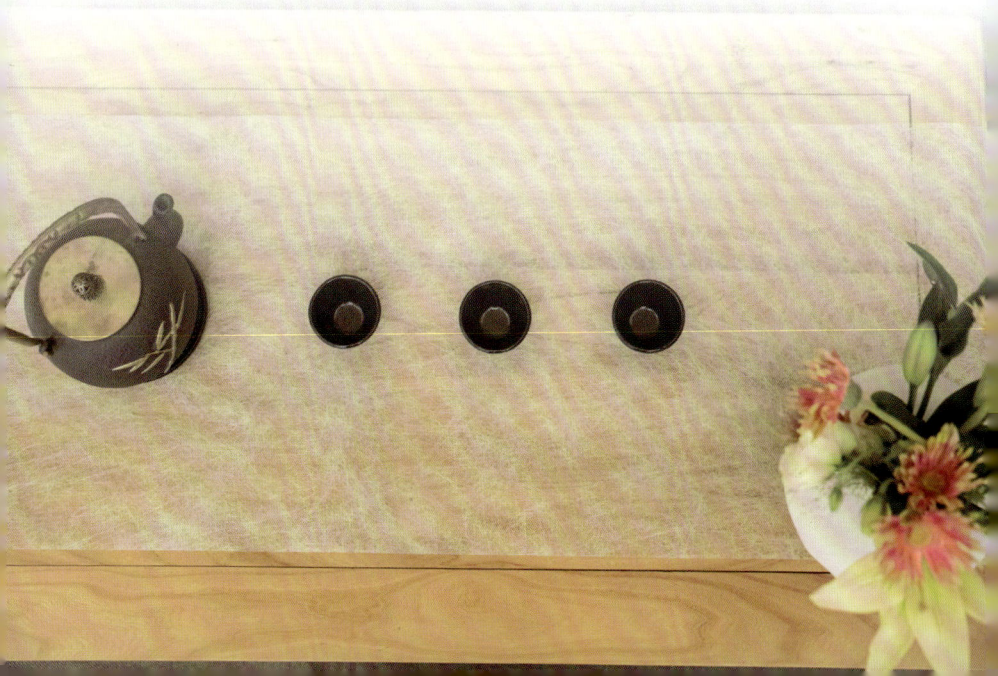

异常；膀胱有尿液形成，不过后来又被重新吸收。对于他 70 多年不吃不喝的消息，印度军方非常感兴趣，国防部门的生理学及相关科学研究所对他进行了独立观察研究。在断食的半个月时间里，观察者们发现，老人没有表现出饥饿、脱水和困倦状态，这期间他也没有出去大小便过。这一短期的观测结果让军方研究人员大为吃惊，同时也感到很兴奋。该研究所的负责人认为，如果确认普拉德·贾尼所言属实，他身体的运行机理将是医学领域的跨时代发现。

四、辟谷养生的不同流派

（一）强硬辟谷

强硬辟谷，顾名思义，就是强制性让自己不吃五谷（挨饿）的状态，是辟谷的最低层次。这是一种很不安全的做法，甚至是对自己身体、生命不负责任的做法，建议不要采用！

已有多个案例显示，盲目减食或绝食会引发身体或心理方面的痛苦和创伤，更有一些尝试者由此引发了厌食症，从而危及生命。本书绝不鼓励大家去尝试此类方法。

（二）食气辟谷

食气辟谷是一种常用的辟谷方法。食气也称吞气，是指通过吞气来填实、填充胃腹的虚空并解决饥饿感问题，以达到不食五谷的辟谷方式。

这种方法除了会引发排气增多以外，最大的挑战依然是来自同心理需求（就是食欲）的对抗，汹涌而来令人无法克制的食欲是辟谷失败的主要原因。

（三）意念辟谷

意念辟谷是一种高级的辟谷方式，是完全通过一个人的深层潜意识来掌握身心的辟谷方式。学员必须通过一定时间的集中辅导，方能进入长期不吃不饿的辟谷状态。其特点是成功率高，进入状态快，不适感较少。

（四）辅助辟谷

辅助辟谷是一种被动的辟谷方式，是在训练有素的气功师（或修炼者）的发功（点穴、经络推拿等）帮助下完成的辟谷方式。其机理不排除是一种强烈的心理暗示，换而言之，是以一种类似于仪式的方

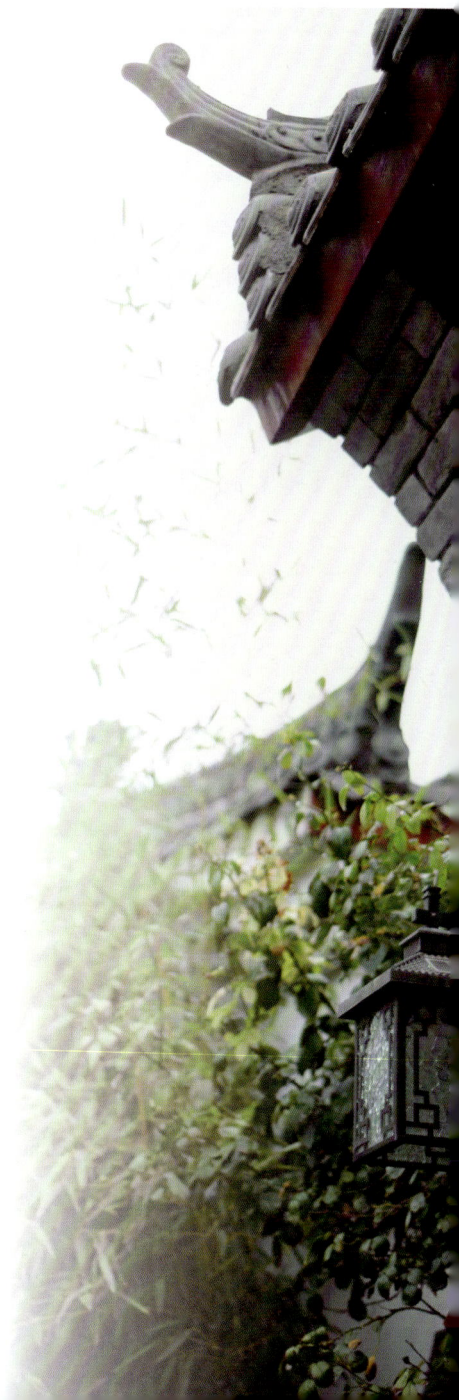

法植入意念,可以归类为意念辟谷的操作形式之一。

(五)自然辟谷

自然辟谷是在自然状态下不食五谷的辟谷方式,就是指经过修炼达到一定境界的人可以随心所欲,想吃就吃,想不吃就不吃,不吃也不饿,并且精气神越来越好的自然、自在的辟谷方式。

修行瑜伽或气功的人到了一定阶段,往往会发生这种"气足不思食"的情况,也有一些老学员跟我见面后聊了一会儿,回家就再次进入了辟谷状态,也可以归类于自然辟谷。

五、关于辟谷的几个认识

辟谷是指自愿在某段时间之内不吃任何食物,开开心心、主动积极地为了让身心灵休养而停止进食。

绝食只是自杀方式之一,是指消极地抗议、表态,是一种对抗性的手段,并非为了个人心灵的益处。

禁食是主要为了灵修、宗教原因而做(包括按教规而"守斋")。

换食是不吃饭,吃别的替代品。这不是辟谷,与辟谷的作用也大不相同。

这里我想重点谈一下换食。换食的操作类别也有很多,比如不吃饭,但可以喝酵素或吃一些指定的保健品。目前以直销公司组织的类似活动居多,以销售产品为主要目的,因为后期往往有不错的收益，所以前期会采用免费或低价的模式招募人员。还有些是不吃饭，但可以饮用果汁、菜汤或指定排毒产品，其运营模式与第一种类似。近来还有一种方法是让参与者喝辟谷粥，我觉得很难理解，是不是也可以由此衍生出"辟谷馒头"和"辟谷油条"之类的产品呢？

辟谷是严肃的。按照"存在即为合理"的逻辑，换食法一定也有它的效果和理论依据，但无论如何不应该套用"辟谷"这个名字，其机理和作用的区别我们依然放在后文去慢慢道来。

胡耀中辟谷认为，辟谷要发挥最大的效用，应该符合以下两个基本条件。

1. 不再进食任何食物。按照西医的自身消融学说，只有这样才能完成自身吞噬，这才是一次彻头彻尾的排毒和免疫恢复。

2. 以至少七天为一个渐进周期。有人常问为什么？我会反问：为什么感冒容易七天自愈？为什么鸡蛋二十一天会孵出小鸡？为什么二十八天为一个月经周期？"为什么"是理论层面的东西，辟谷是实修层面的，少一点"为什么"，就会多一点"有什么"。

以上讲到的这两个标准，是胡耀中辟谷的标准，并不追求所有人的认同，欢迎各位同修拍砖指正。

六、历代辟谷名人辟谷谈

张三丰 67 岁练习辟谷养生

一代"隐仙"、武当道祖张三丰,因受到明朝诸帝崇仰而屡次召请加封,成为自唐末吕洞宾以来最负盛名的"活神仙",时人称为"真人"。按照"真至圣贤"的排序,他比孔夫子还高两个层级。

《张三丰传》曰:"或数日一食,或数月不食。书经目不忘,游处无恒,或云能一日千里,善嬉谐,旁若无人……"

称为真人,自有真人的道理。

弘一法师李叔同辟谷 17 天

李叔同(法号弘一)曾经是"五四"新文化运动的创始人之一。

李叔同原本常读理性方面的书,后来忽然到大慈山辟谷,断食达 17 天,他还将断食的感受详细记录于《断食日志》。这期间他自感身心灵化,似有仙象,平时以写毛笔字打发时间,笔力丝毫不减,而心气比平时更灵敏、畅达,有脱胎换骨般的感觉。他在断食之后摄影留念,制成明信片分送朋友,并题字:"某年月日,入大慈山断食十七日,身心灵化,欢乐康强——欣欣道人记。"

西汉谋臣张良晚年潜心辟谷

西汉张良晚年曾闭门谢客，专心于辟谷。《史记》载：张良在迁都关中后，"留侯性多病，乃导引不食"。因此留下了许多有关张良的胜迹，如陕西汉中的紫柏山汉张留侯祠。

唐代诗人白居易"休粮清肠"

唐代伟大诗人白居易75岁离世，其长寿秘诀与"休粮清肠"不无关系。他的一位好友坚持辟谷，他也非常赞同，并留诗："仪容白皙上仙郎，方寸清虚内道场。两翼化生因服药，三尸饿死为休粮。"

宋代词人苏东坡节食养生

苏东坡认为"淡而有味""淡而轻身""淡而益寿"。他曾在《辟谷说》中记述道：一人堕入洞中不能出，效龟息，"遂不复饥，身强力壮。后，卒还家，不食"。他还曾在杂记中记载食阳光止饿。

圣雄甘地

印度的圣人甘地一生中断食无数次，当他70岁高龄时还曾经一次断食70多天。

苏联大文豪托尔斯泰

苏联大文豪托尔斯泰曾说："当我们的身体成为被宰杀动物的活动坟场时，我们怎能期望这个世界能有理想的地方？"他身体力行，以断食（辟谷）来养生，并对断食给予了很高的评价："断食不只是健康，更是灵魂的喜悦。"

美国名作家辛克雷

美国名作家辛克雷说："经由断食，我找到了完全的健康，一个感觉纯洁、快乐、新的生存境界。"

日本辟谷专家今村基雄医学博士

日本辟谷专家今村基雄医学博士说："我对断食有这样的热忱，是由于现代医学经过数年仍无法治愈的诸多慢性疾病，经过断食就很轻易地转好。为了健康或返老还童，除了断食之外，没有其他方法。"

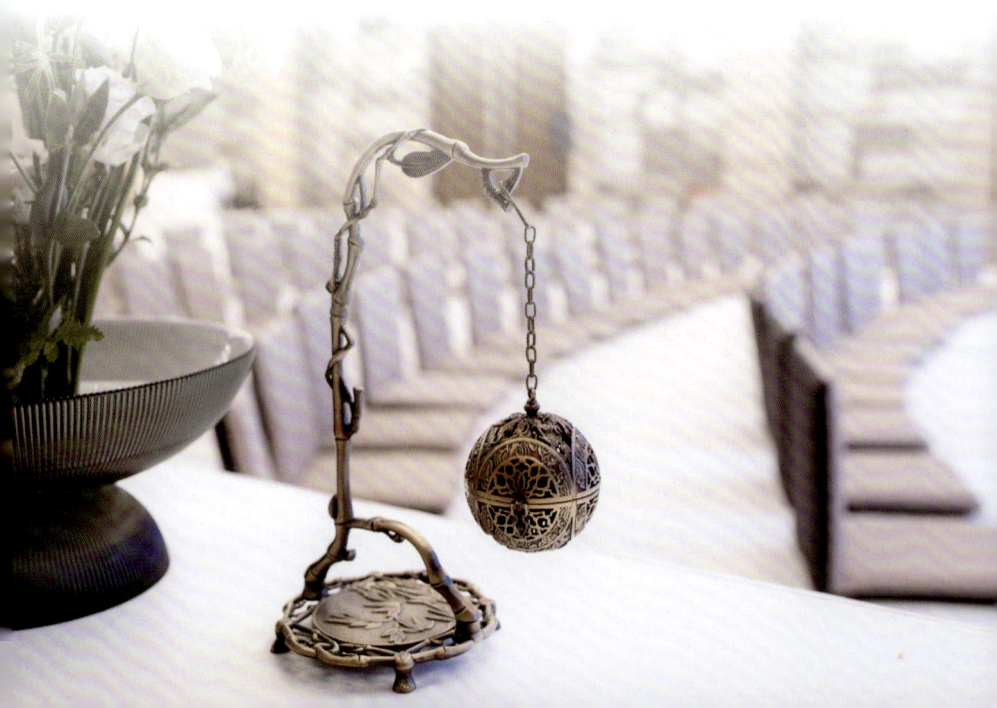

苏联科学家柴可夫

苏联科学家柴可夫说："在我看来，我们这个时代最伟大的发现，就是使人经由合理的断食而变得更年轻，我85岁，并为身体灵活而感到骄傲。"

美国《生活与健康》杂志编辑福斯医生

美国《生活与健康》杂志编辑福斯医生说："断食时我感觉到更有活力，心智更灵敏，睡得更好。它把你更拉向上帝，你会有更清楚的眼睛，更敏锐的大脑，更富弹性的步伐，更高的工作效率。为了精神与身体的健康，试一试断食吧！"

七、辟谷的科学诠释

央视曾播出了白岩松主持发布的一段视频，在微信上广为传播，看了令人不寒而栗，其中谈到未来有85％的人将会死于慢性病，有相当一大部分家庭将会因病返贫，再次提出了预防胜于治疗的生活观念。相信这对看到的人会带来很大的心灵触动。

电视机前无外乎会有这么几种人：

麻木，无动于衷。二十年后，他会怎样？

心存侥幸，维持现状。二十年后，他会怎样？

感受危机，寻求改变。二十年后，他又怎样？

佛语说：种善因，得善果；种恶因，得恶果。问问自己，你为自己种了什么因？二十年后，你会怎样？如果你决定改变，就让我们一起来探究这些给我们带来恶果的慢性病，有源自一个什么样的恶因呢？

（一）自身中毒说

1. 中医理论

中医学认为：心肝脾肺肾，五脏藏精气者，乃吾身之重，当清而又清，不可浊也。清者，气脉常通，精神内守，身轻体健，唇齿生香，寿满天年，可以百岁也。浊者，气脉阻滞，精神疏泄，深沉劳乏，气味不正，疾病于内，半百而衰也。其中的"浊者"指的是人体滞留的毒素，是危害人体健康的因素。

2. 西医理论

人体慢性中毒学说的创始人是俄国的梅尼契诃夫教授，他因为这个学说的提出而获得了诺贝尔生理学或医学奖。他说："大肠积聚的食物腐败之后形成有害物质，引起自身中毒，于是发生疾病和衰老的现象。"

传统中医理论早就告诫我们："欲无病，肠无滓，欲长寿，肠常清。"肠道是人体内最大的微生态环境，它的正常或失调对人体的健康和寿命有着举足轻重的影响。

中医理论中所说的"滓"，即为附着在肠壁上的宿便。人的肠道有 8 ～ 10m 长，并且千褶百皱，平均每隔 3.5cm 就有一个折弯，人们即使每天都排泄，也总会有一些食物残渣滞留在肠道的皱褶内，它们在细菌的作用下干结、腐败、发酵，日积月累，这些食物残渣最终形成厚达 5 ～ 7mm、重达 5 ～ 6kg 的黑色、恶臭、有毒的物质，牢牢地粘连在肠壁上，慢慢地侵蚀身体，人们习惯称之为宿便。

人体内部有多少垃圾

根据人体慢性中毒学说和各国专家大量的人体清理实践，国外医学专家和学者断言：任何人如果在吃喝上放纵自己，又不能经常地清除体内垃圾，就会在体内存放大量的垃圾。一般成年人体内有 3 ~ 25kg 的垃圾。所以许多大肚皮的胖哥哥要清醒地意识到，那个肚皮里装的绝不是营养物质，而是致病或致命的生物垃圾。

德国一位杰出的外科医生解剖了 280 名死者的内脏，结果发现其中 240 名死者的肠道内壁上都淤积有硬石状粪便污垢。伦敦一名医生解剖一名死者的大肠，从中取出 10kg 陈旧的、已经变成像石头一样硬的粪便，并将其作为陈列展品，至今仍存放在盛有酒精的玻璃罐中。

中外名人关于宿便为万病之源的主张

※ 长生要清肠，不老需通便——《抱朴子》作者葛洪

※ 欲要长生，腹中常清；欲要不死，肠无渣滓——吕祖

※ 人类的疾病多半是因为粪便滞留在肠内所引起的，良好的排泄就是健康的秘诀——医学博士里维尔

※ 衰老的主因是身体中因食物而产生的毒素。实验证明，老年人的血液含有毒素。若能抑制人体毒素，可以延长寿命——哥伦比亚大学医学教授汉姆斯博士

※ 我们越吃得多，停留在身体组织的毒素也越多。健康的唯一方法就是少吃——哈佛大学鲁杰士教授

辟谷排宿便

也许你曾经尝试了很多种促进排便的方法，但未必排出的就是宿便。辟谷学员排出的宿便大多是恶臭、胶泥状或沥青状、油沫状、羊粪状甚至是五颜六色，一经排出，顿觉神清气爽，甚至有女学员排便后隔日脸上斑点即淡化消失，我想这是对自身中毒说很好的证明和注解。

（二）酸碱平衡说

1. 人体的酸碱性

如果达尔文的观点是对的，人类祖先的起源是来自海洋的

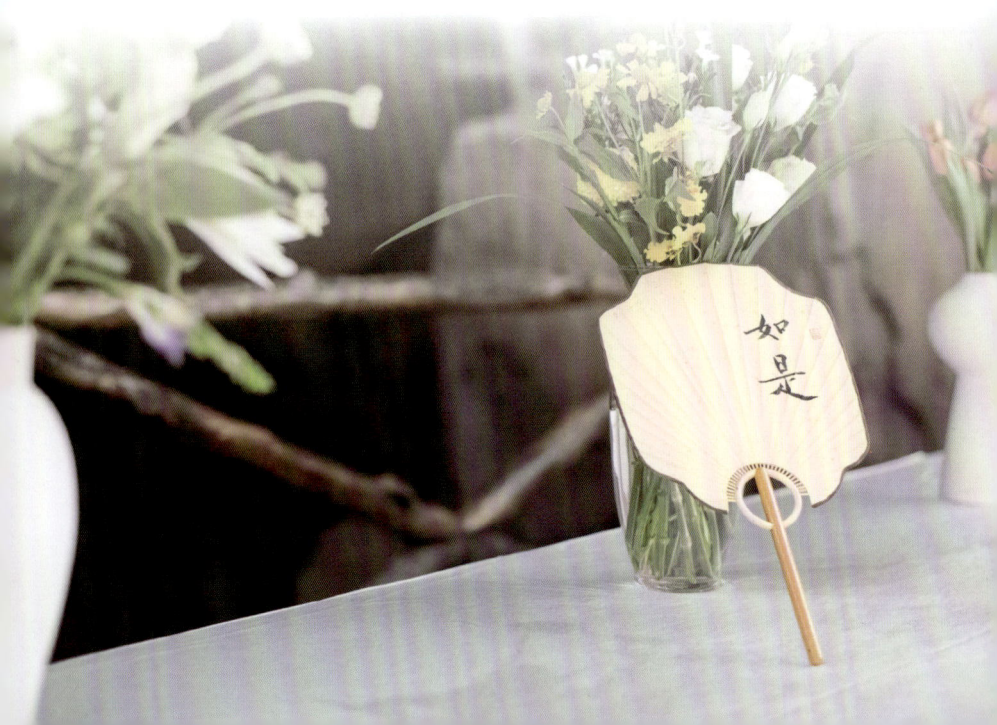

话，我们的体液酸碱度就应该与海水保持一致，而现代科技已经向我们证实了这一点。健康人的体液应为弱碱性，许多慢性病包括癌症的发生都和体液变酸有着密不可分的关系。

日本大阪教授片濑淡用实验证明了多吃饼干糖果是使儿童身体衰弱的基本原因。他以白糖饲养动物，结果发现动物不但停止发育，且很快就衰弱以至于死亡。他由此实现完成了"片濑学"，主张食物可分为酸性食物和碱性食物两种，人体摄取的食物酸碱若不平衡，就会成为体弱多病、百病横生的原因。

正常人血浆的 pH 值为 7.35 ～ 7.45，呈微碱性。然而现代人处于社会越来越发达的环境，生活条件好，吃得多或经常饱食肉类和糖类等偏酸性食物，缺乏蔬菜的调和，极易破坏机体内环境的酸碱平衡，导致心脑血管疾病、恶性肿瘤及高血压、痛风、糖尿病等现代"文明病"的发生。

美国医学家、诺贝尔奖获得者雷翁教授和世界著名学者、日本医学博士筱原秀隆教授做了大量的实验，也得出一个结论：酸性体质是万病之源。健康人的体质开始是弱碱性的，后来由于生活压力的增大，饮食不合理，睡眠不好，环境污染，烟酒过量，西药的滥用等，导致了体质变酸。

关于癌症

大部分癌症患者都是酸性体质，癌细胞在弱碱性体质环境中不易存活。马云在 2013 年的"亚布力论坛"上发表演讲认为：十年以后中国三大癌症将会困扰着每一个家庭，即肝癌、肺癌、胃癌。肝癌，很多可能是因为水；肺癌，是因为我们的空气；胃癌，是因为我们的食物。

慢性疾病

85％的慢性疾病都有一个共同的原因——酸性体质，只要解决酸性体质，慢性病症状大部分都能解决。

2. 体质变酸的罪魁祸首

（1）工作压力太大。

（2）错食和多食，违背规律。

（3）狂吃夜宵。

（4）熬夜，导致脏器早衰。

（5）不良嗜好，例如烟酒过量。

（6）西药的滥用。

（7）不适当的运动。

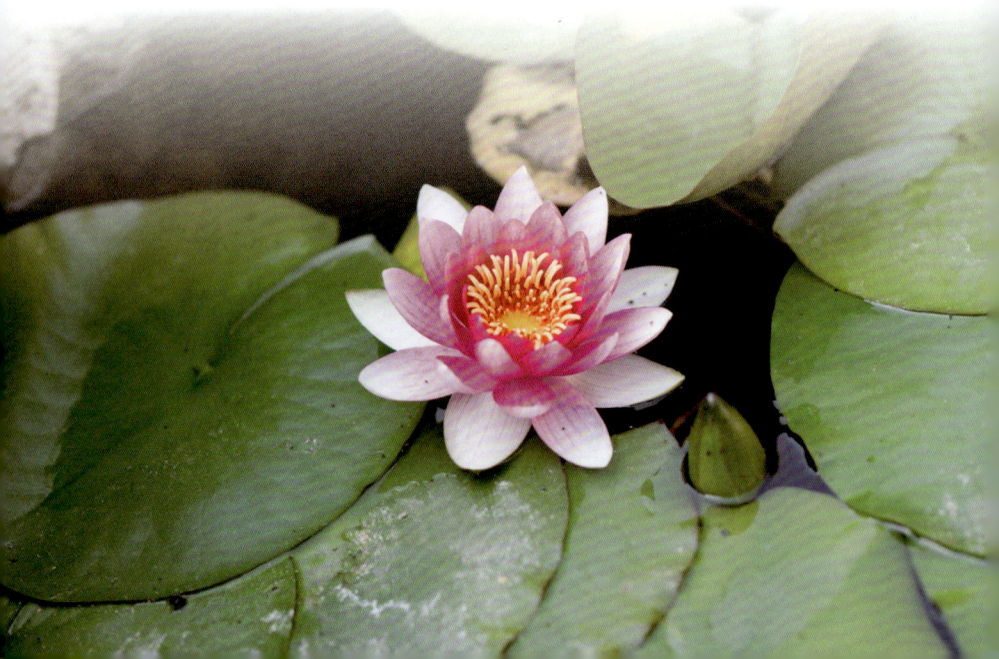

（8）环境污染无法控制。

3. 如何证明体质变酸

第一种方法就是去医院通过仪器检测身体的体液、唾液、尿液等得出酸碱值。

第二种方法就是比较简单的自测方法，各位可以联想到生活中一些细节，总结如下：

（1）皮肤缺乏弹性，黯淡无光泽。

（2）脸上经常长痘和粉刺。

（3）情绪不稳定，易发怒。

（4）工作想速战速决，没有持久力。

（5）容易疲劳、头痛、腰酸腿痛。

（6）失眠或嗜睡，记忆力下降。

（7）牙龈出血，伤口愈合慢，容易出现皮肤青紫。

（8）容易感冒，免疫力下降。

（9）抽烟酗酒，身体肥胖。

（10）爱吃糖油混合物，口中常有异味。

（11）肠胃功能不好，常有便秘。

（12）肝肾功能欠佳，夜尿偏多。

（13）常年脚爱出汗，四肢易冰冷。

（14）容易招来蚊虫叮咬。

4. 辟谷调节酸性体质

我们始终强调辟谷不治病，更不要说是包治百病。但为什么很多症状在辟谷之后不见了呢？按照酸碱平衡学说，既然很多疾病是由体液变酸引起的，那只要辟谷能够解决酸性体质这个"因"，就能够实现人体健康那个"果"，仅此而已。

（三）机体免疫说

1878 年，病理学家梅基尼科夫发现白细胞的噬菌作用，这是人体免疫和保健祛病的根本原理。

白细胞是一种有核无色的单细胞，细菌若侵入体内，它很快就以阿米巴变形虫状的运动向病原菌或死亡细胞停留处移动，这称为同化性浸润，然后把有害的细胞及污物吸入自己的体内，再借助蛋白质分解酵素的作用来消化它。

所以也有这样一种说法：辟谷之所以可以平衡免疫功能，就是源自自我消融，或称为自我吞噬。当吞噬了衰老、死亡甚至病变细胞，机体免疫功能即可得到改善，而由免疫失衡引发的一系列症状也会自然消失。关于细胞自噬，比较著名的支持者是日本医学博士大隅良典，他也因这些研究获得 2016 年诺贝尔奖，我们研究团队的多篇论文也是以此为理论依据的。

（四）自然疗能说

自然疗能说认为，辟谷疗法能使人充分发挥自愈自疗的作用，从根本上治愈疾病。

人体具有神奇的自愈力，每个人都是一部能自动修复的"超智能机器"，诸如人体的免疫作用，肝脏的解毒功能，细胞的新陈代谢，各种体液的杀菌作用等，都是为保护生命安全而设计的。

就拿肝脏来说，它是人体内最大的脏器，是一个具有多种功能的器官。但是，若因手术的需要而把它切除三分之二，其残余部分仍能担负全部的工作，而且不久之后还会再生使之恢复原状。所以生命的潜能实在神秘，令人叹为观止。

一切内外科的治疗都是以自然疗能为前提的。例如医生在为病人做手术时，必然相信缝合伤口可以自然愈合，才能安心地做手术。如果伤口不能愈合，外科手术的方法也就无法成立了。内科也一样，大部分的病人都需要休息，放松心情，解除精神上的压力，并维持正常的体温，自然疗能就会充分发挥功效，此时服用药物只是帮忙减轻症状而已，最后治好病还是靠病人先天具有的自然疗能，包括人体先天的抗病和解毒功能。

西方出版了很多"健康革命"方面的著作，指出了现代医学思路对疾病认识的局限，并举证了大量临床实例。如果改变医学思路，很多疾病就变得容易治疗，而在治疗思路上一致地指向激发身体的自愈力。于是西方重新开始重视自愈力，美国哈佛大学医学博士安德鲁·韦尔在《自愈力》一书中指出：人的身体具有自愈功能，即使癌症这样的严重疾病都能借助身体的自愈功能得以改善。我们的身体天生拥有康复系统，可以及时自我诊断、自我修复、自我维护，不仅能使疾病好转，更能保护身体免受侵害。

作为一名辟谷指导师，我也常常跟学员们一起探讨，在所有物种当中，人类大概是唯一具有把自身健康拜托别人想法的吧！头发剪了会再长，指甲也是，感冒和发热大多可以自愈，伤口会随着时间推移而愈合，这不就是人体自我修复的见证吗？许多动物病了就躲起来断食，病好了才又重新出来觅食，这种天赋本能不是跟佛经里倡导的一样吗？又或许只是巧合？

八、辟谷养生的未来

随着人类文明和科学技术的全面发展，各种学术的研究也不断取得进展。目前世界各国对于辟谷（或断食）已经有了系统而深入的探讨，例如英国的卡林顿医学博士著有《活力·断食与营养的关系》，美国的洽士凯博士著有《完全的健康》，马克欧义博士著有《断食与健康》，日本小岛八郎著有《断食疗法》，石原结实著有《断食法》和《空腹力革命》，甲田光雄著有《奇特的断食疗法》，以及我国台湾地区段木干教授著有《断食》等书，均陆续问世。

从应用方面来说，许多国家设有断食（辟谷）治病的医院。如柏林一家断食医院有三百多张床位，莫斯科病院设有禁食部，日本现在有八千多家断食寮，我国台湾亦有长青断食中心，又如美国的克拉斯综合病院，澳大利亚的悉尼健康中心，以及由名医薛尔顿、华克尔两位博士主持的美国德州疗养所等，都是以断食治病而名扬世界的。

台湾家畜卫生试验所对864只产蛋能力退化的来航鸡做了十几天停供饲料的实验，当恢复供料40天后，有75%的老母鸡"重新回春"——又开始下蛋了。

美国营养学教授马凯博士花费了很长时间做了两组老鼠实验来证明辟谷的效果：一组老鼠随时管吃饱，

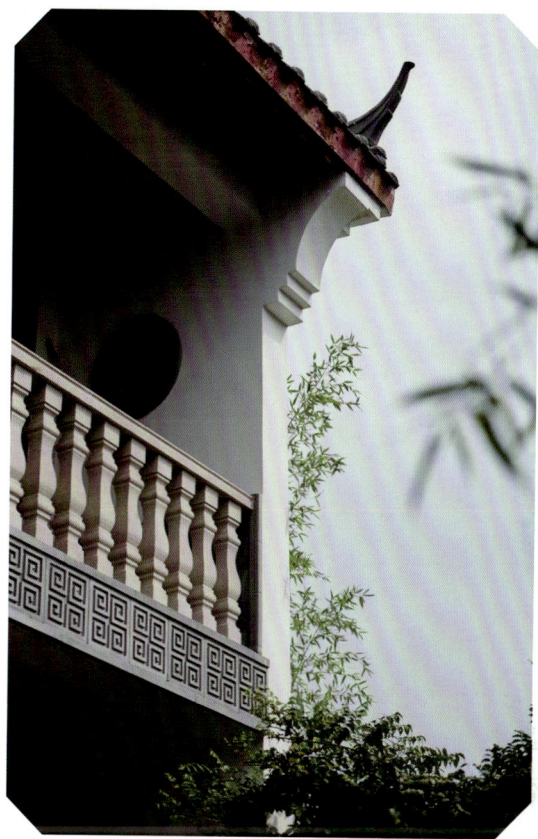

笼子里随时都有吃的，想吃就能吃；另外一组老鼠定期严格进行断食，实验期间经常两三天不给吃的，完全不给，只给水。这个实验持续了很长一段时间，从视觉上来看，吃饱的老鼠肥肥大大，毛色光亮，好像感觉很好。那些老挨饿的老鼠呢？面黄肌瘦，毛色不亮，看起来好可怜。但是马凯博士用基因检测方式分析老鼠的身体，结果令人大为惊讶!

第一,发现饥饿的老鼠体内出现一种特殊的基因,他们起名叫作生命修复因子,可以解决自身很多疾病的问题。在饥饿状态下的老鼠出现了这种基因,而吃饱的老鼠没有,这是基因检测的结果。

第二,吃不饱的老鼠比吃饱的老鼠寿命延长三分之一。

第三,向所有的老鼠使用致癌诱导剂,旨在引发它的膀胱癌。结果发现吃饱的老鼠全部都得了膀胱癌,没有例外的;吃不饱的老鼠只有 25% 得了膀胱癌。这是一个了不起的发现。

马凯博士最后说了这样一段话:"人的寿命太长,我们没法拿人做实验。但假如这个方法对人也有效,人类就可以借助这个方法让自己的寿命延长二三十年,而且还是健康和精力充沛的二三十年。"

回看我们中国过去的三十年,许多人的观念似乎被一只无形的大手操控着,不断接受药片文化和保健品文化的灌输,今天缺钙,明天缺铁,后天缺锌,然后开补;今天吃药,明天输液,后天给心脏装个支架。从理论上看挺科学的,从结果看却又不尽如人意。而我们的邻国日本,从研究断食法到全国推广也用了三十年之久,我去拜访的多家日本断食中心,最长的已经 102 年之久,所以,不同的选择会带来不同的结果。本人也从业十九年了,我知道辟谷传道三十年还有很长的一段路要走,我知道在未来的路上还有很多的艰辛,充满荆棘和坎坷。我知道即便我的课堂上已经有了来自美国、澳大利亚、日本等国，以及中国台湾的学员，我身边的亲人们还是会投以怀疑的眼光；我还知道经过我们这一代人的努力传播，三十年后的国人健康理念一定会和今天有所不同，这将影响我们的下一代乃至更多代。

既选择，则无悔。时间会证明我们付出的一切是否值得。

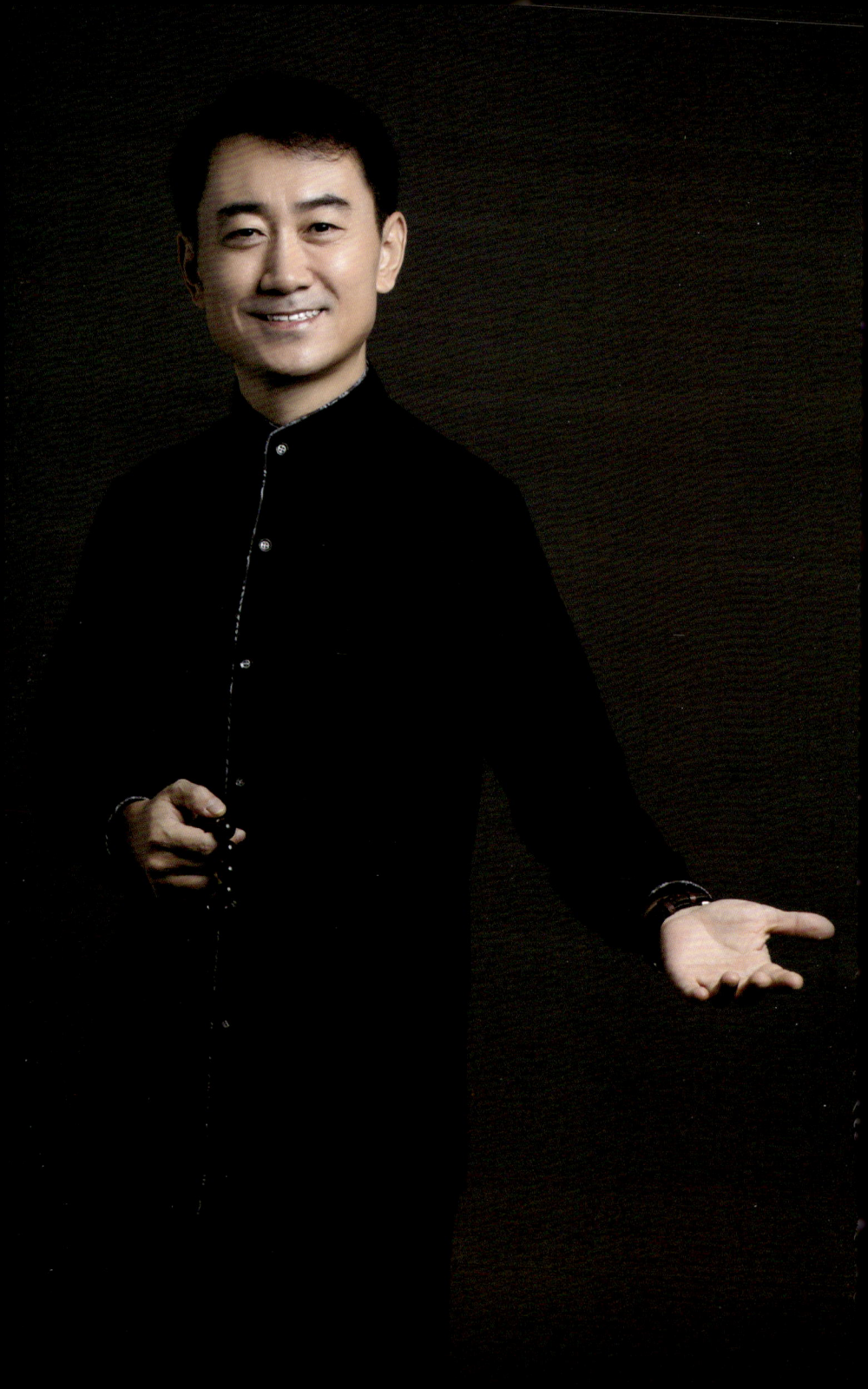

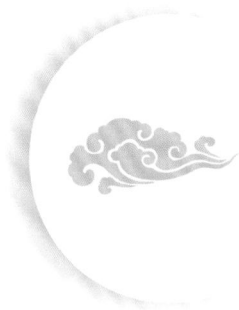

第二章

辟谷和你

一、胡耀中讲座摘录

1. 学习养生是一种责任

乔布斯先生曾经说过："活着，就是为了改变世界。"这成为苹果公司的一句名言。我们想换个角度去诠释——活着，才能改变世界。

谈到养生，观念层面居然有人认为只是怕死，操作层面有人认为只是按摩或吃吃保健品而已。这真的是大错特错的想法。养生不仅是一种智慧，一种能力，更是一种责任，对自己，对家人，对社会。

首先，"为人子女者不懂养生为不孝"。孝道文化是中华民族的优良传统之一，逢年过节，家人聚会，看望父母，已经是一种习惯，礼品更是不可或缺。有些子女会接受广告的诱导，买一堆保健品给父母拿去，期望以此能让他们的身体更加健康。可是他们却不知道，不是所有的老人都可以服用所有的保健品的。

以蛋白质粉为例，我们暂且不去论述这个产品的功与过，但必须了解的是，有红斑狼疮基因的人是不可以补充蛋白质粉的，而且有部分老人服用一段时间之后小便开始浑浊，检查显示尿蛋白超标，表明这种蛋白质补充给肾脏造成了不小的负担；网上也有诸多的新闻报道显示，中老年人补充蛋白质会减少寿命甚至 8 年以上。我没有去论证这些文章的真实性，但假如属实，你的这番孝心行动岂不是变成了一场无意的谋杀？

有一种爱，我们称之为无知的爱。

"每天一杯奶，强壮中国人"，这是一句可以上升到民族使命高度的广告语，影响了太多个人和家庭的生活习惯。尤其是前两年媒体报道了深圳白领流行喝人奶，就可以感觉到这句广告语潜移默化的影响。有位白领去就诊，感觉各种不适，但又无法查出病因。在医生的再三追问下，他才说出自己请了一个奶妈，坚持喝奶有一段时间了。于是医生安排住院观察，治疗方案的第一条就是先断奶，两周之后果然"痊愈"。小伙子大惑不解，电视里不是说喝奶好吗，又补钙，又强身。其实如果他有稍许的养生或医学知识，就应该知道有太多亚洲人属于乳糖不耐受体质，对于乳糖根本无法分解和吸收，不仅无法补充营养，还容易引发代谢障碍。至于是否与某些疾病相关，近来也一直是一个有争议的话题。2006年年底有一个叫林光常的台湾人在电视上公布了牛奶的危害，导致许多地区牛奶销量锐减，他论证并指出牛奶致乳腺癌、卵巢癌、前列腺癌、大肠癌等系列癌症。一时间各利益相关群体群起而攻之，林先生果然被"封杀"。我们暂且不论孰是孰非，但有两个问题是我们孝敬父母之前必须先弄明白的，一是我们喝的牛奶是否安全，二是我们父母的体质是否需要和适合。否则，我们只是随手买点东西带回家而已，谈何孝道？

很巧的是，我的父母自中年以后也长期喝奶，而体质并未有任何改善。

2003年我父亲突然被检查出胃癌，一时间全家手足无措，医生和亲友的建议都是化疗。虽然有微弱的反对声音，我们还是决定采取这一"理所当然"的治疗方法。经过半年的化疗，极度虚弱的父亲去世了。对他这漫长而痛苦的化疗时光而言，也许离去反倒是一种解脱，我想也许很多同样的家庭也会有这样的感受吧。

两年之后，母亲因胸口痛而住院，检查确诊为肺癌。手术切除之后，母亲坚持不做化疗，她说她不想走父亲的老路。然而母亲身体很虚弱，经常小病不断，经常大把吃药和频繁输液，在炎热的夏天也穿着毛衣，即使长了满身的痱子却也不敢脱下，只因为怕感冒。记得她时常在人前感慨：能活着是老天照顾，但活得生不如死。还好后来我开始研究养生，教会了她辟谷的方法。为了改变现状，70多岁的母亲两次辟谷各14天，其间总能排出大量沥青一样的宿便，并且浑身散发浓浓的药味。结果是让很多人出乎意料的，妈妈瘦了，再也不打针和吃药，反倒精气神很好，心态也发生了很大的变化。至今清晰地记得她在电话里对我说："儿子，感谢你又还给老妈一条命啊！"

选择不同，结果不同。但不懂养生，也许你就不具备选择的能力。

"为人父母者，不懂养生为不慈。"爱孩子是我们的天性，但又有多少爱的行为可以被称之为无知呢？

生活条件改善了，很多人会放任自己的孩子去吃，甚至逼着孩子去吃，骄傲于自己的孩子成为"大胖小子"。在这些父母的观念中，营养充足就等于健康成长。事实真的如此吗？

英国权威医疗杂志《柳叶刀》指出：孕期大量补充营养可导致孕妇发胖，同时婴儿也较胖（俗称大胖小子），成年后发生脑卒中和心脏病的概率远远高于其他孩子，而不加限制地让儿童摄入饮料和甜食也会导致同样结果。

于是我思考这些病究竟是孩子得上的还是他的父母给予的。有一次我到宠物医院给狗打预防针，看到了一只鹿犬正在输液。虽然这只狗学名是鹿犬，却已经长出了野猪的体形，陪伴在狗旁边的是一位体形巨大的男士和一位正在朝着体形巨大发展的小男孩。我问这位男士狗怎么了？他回答说是胰腺炎。我惊讶地道：狗也得胰腺炎？他很深沉地告诉我：我也是胰腺炎！看看旁边那个男孩，我无语。

胰腺炎毫无疑问是吃出来的，病情轻一点的据说输液二十天就"康复"了，严重一点的也可以因此丧命。这位家长缺少自我管控的能力，不但自己得了这个病，连狗都会关联到，那么这个男孩的胰腺炎又会在什么时候到来呢？

"七分饱，三分寒"是祖先告诉我们的养儿之道，有些家长把这些忘记了，偏偏记住了一些不该记住的东西。

关于小儿发热，你可以理解是疾病，也可以站在非疾病的角度去看待。孩子慢慢地长大，免疫力也逐渐提升，提升到足够强大，就会找到体内的病毒去"干一架"，而这个过程一开始，大脑就会发现并命令身体升高体温，这就是常见的发热症状。根据日本医学博士石原结实的研究，体温每升高一摄氏度，免疫力就会发挥五到六倍的作战能力，同时病毒也会因此大量死亡。所以，发热是人体自我调节的智慧反应。难怪有这样一种说法——五年内从不发热的人会有更大的患癌概率。

遗憾的是很多家长并不这么认为，他们会采取很多的方式来中断这个过程，甚至不惜采取极端手段——口服用"好药"，输液用"猛药"。其结果是隐性损伤（肝肾损伤）不被重视，显性损伤触目惊心，药物性耳聋甚至药物性死亡时常发生，这就是我们滥用"无知的爱"造成的结果。

在我的家里，我和爱人有着一致的观念。当孩子发热，我们会首先查明原因，如判断无危险，就会采用较为保守的干预方法。比如，首先是物理降温，退热贴、酒精擦拭、温水洗澡是常用的；而后采用藿香正气液贴肚脐，进行小儿推拿或喝葱姜香菜水等方法。这样一般一两天就会度过发热期，几年来两个孩子一次打针和输液也没有发生过，身体很健康。

综上所述，我们一定要明白，错误的健康观念和生活方式都是会"遗传"的。认识养生、应用养生、传播养生不能仅停留在方法层面，更是全社会每个成员的责任。

2. 道法自然是一种智慧

《道德经》里有一句名言："人法地，地法天，天法道，道法自然。"作为传承了三千多年的经典，一直在提醒人们自然规律的伟大，要顺应自然，所以自古道家的修炼者也始终倡导"天人合一"的生活方式。

而现代的事实是快节奏的生活已经让人来不及对这句话有更多的思考，更多现代人更为推崇的是"科技改变生活"的新名句。

科技确实改变生活。我们今天从衣食住行到各个方面都正在体会这种改变，它让我们的生活变得富足、便利而快节奏，无可否认每个人都从中受益。而换一个角度看，科技也是一把双刃剑，如果我们把时间坐标不断拉伸和延长，我们也会看到它给我们带来的"另一面"。

手机和电脑对我们的睡眠和颈椎带来了巨大的影响；化学添加物不断地推陈出新，让我们的饮食不再那么安全；交通的便捷减少了我们的安逸感，也开始退化我们的各种运动功能；空调和暖气让我们很舒适，但石原结实博士的研究指出，温差是癌细胞的死敌，我们可能会因此引发更多的莫名病症。所有这些的是非功过，不同立场的人各执一词，我们倒不妨交给时间去印证它。

回到"道法自然"的角度看看，也许会更多感悟尼采的那句名言——人类一思考，上帝就发笑。上帝究竟笑什么？

我们从最基本的吃、喝、拉、撒、睡等元素来看一看人类生活方式的变化吧。

民以食为天，这是天大的事，所以吃什么、吃多少、何时吃也都可以当成天大的事来琢磨一下了。

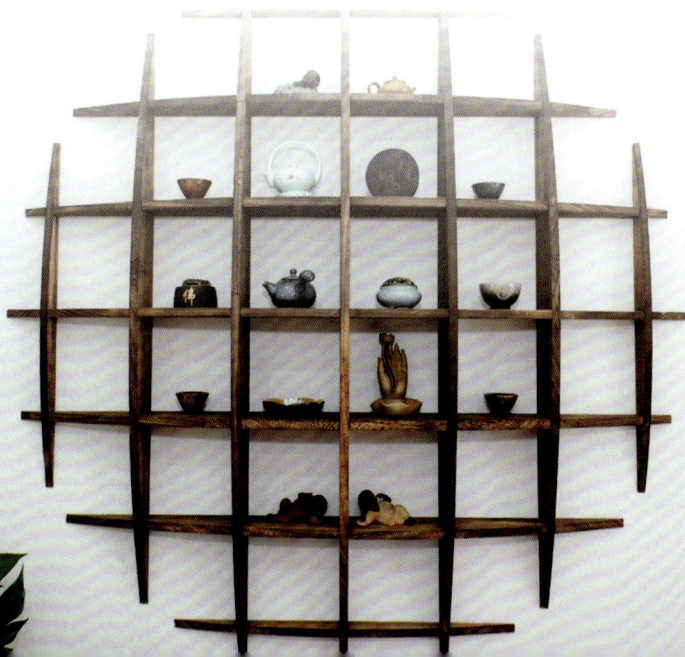

关于吃什么，一般我们习惯于端上来什么就吃什么。研究健康的专家则提出了"一把青菜一把豆，一个鸡蛋二两肉"的均衡营养概念，还有些专家在此之外建议再服用一定剂量的营养补充品，真的如此吗？

从各个物种的肠道来看，食肉动物肠道较短，食素动物肠道较长，这是大自然精心的设计，动物学家也研究出了其中很多的道理。人类的肠道长度介于两者之间（更倾向于后者），所以应该是杂食。再从牙齿来看，食肉动物以锋利的犬齿居多，所以狼就不会去吃草料，而食素动物则以扁平的磨牙为主，所以羊即便再饿，也不会选择去啃骨头。当我们每天早晨刷牙的时候看看自己，会发现我们的犬齿很少，占到牙齿总量的八分之一。那么，是否我们吃肉的总量也应该是食物总量的八分之一呢？有人会说太素了，我吃不惯；有人会说这不合理，我会缺少蛋白质的。

我会教大家一些改变饮食结构而获得自愈的方法，其中讲到吃肉或者吃素的篇幅，就时常有人想找我要一个"标准答案"，事实上，每个人的体质是不同的，"汝之蜜糖，吾之砒霜"，不可一概而论，但假如你很健康，又何必改变？假如已经有了肥胖、三高和慢病，恐怕改变观念，改变习惯就势在必行了。

再谈吃多少的问题。如果你时常吃饱饭昏昏欲睡，如果你常常到了饭点就发愁吃什么，如果你经常发现大便黏腻粘马桶，那你有可能是吃多了！肥胖、糖尿病、脂肪肝等诸多慢性病都与过食有关，而过食的原因很多时候是心理因素，因为除了食欲，过食的人往往担心自己会缺少营养，所以改变观念才是减肥的第一步。

下面我们来看看日本医学博士南云吉则《一日一餐的健康奇迹》一书中的几段话：

漫长的 17 万年来，人类就是在饥饿时代求生存。在这漫长的历史期间，我们的祖先经历了无数艰难险阻，才使生命延续至今。其中，遭受最大的苦难，莫过于饥饿。人类面对时常发生的食物短缺，为了尽可能地生存下去，不得不练就耐饿的功能。而且，原始人类必须在饥饿时外出寻找食物，或者饿着肚子而全力追捕猎物，因此饥饿时身心达到最佳状态是必要的。由此可知，原始人类在饥饿时神清气爽，反应敏捷，是正常的生理现象。而捕获猎物后饱餐一顿，就什么都不想干了，变得非常懒惰，反应也迟钝了，甚至索性躺下来休息一阵。另外，我们观察自然界的狮子、老虎的生活情况，也可以发现类似现象。猫和狗也是如此，如猫在饥饿时追捕麻雀和老鼠的动作非常敏捷，一旦饱餐猎物之后，就好像极为倦怠似的，懒洋洋地躺在一边睡觉去了，与饥饿时形成了鲜明的对比。

可见，人类的身体本来就是在饥饿时神清气爽，头脑清晰，反应敏捷。而非常遗憾的是，在现代文明高度发达的今天，很多人丧失了这样的良好功能，往往一到饭点立刻饥饿感袭来，身体倦怠，什么都不想干，甚至干脆去休息。若对这些人说："从明天开始不要吃早餐，晚餐也断掉，可以吗？"多数人则会说："如果不吃早餐和晚餐，每天吃一顿饭，饿着肚子怎么能工作呢？缺乏营养，身体会垮下去的！"

身为专科医师及医学博士的南云吉则不仅出生在具有心

肌梗死病史的医生世家，他自己也由于长期行医的工作压力，出现心律不齐、便秘和肥胖，终于在 45 岁那年决定开始了自由式的"一日一餐饮食法"。他现年 57 岁，却比 30 岁时还年轻！有紧实的腹部！而且血管年龄只有 26 岁，骨质年龄 28 岁，脑年龄 38 岁！

越来越多的科研学者证实，在空腹的时候，体内的"生命力基因"（长寿基因）会开始"工作"，扫描人体内 50 兆个细胞，修复被破坏或受损的基因。当这种基因活化，就能为我们带来长寿与健康。而人类能吃饱的时代也不过是这 100 年来的事，我们的身体其实还无法立即适应饱食，也因此产生许多相

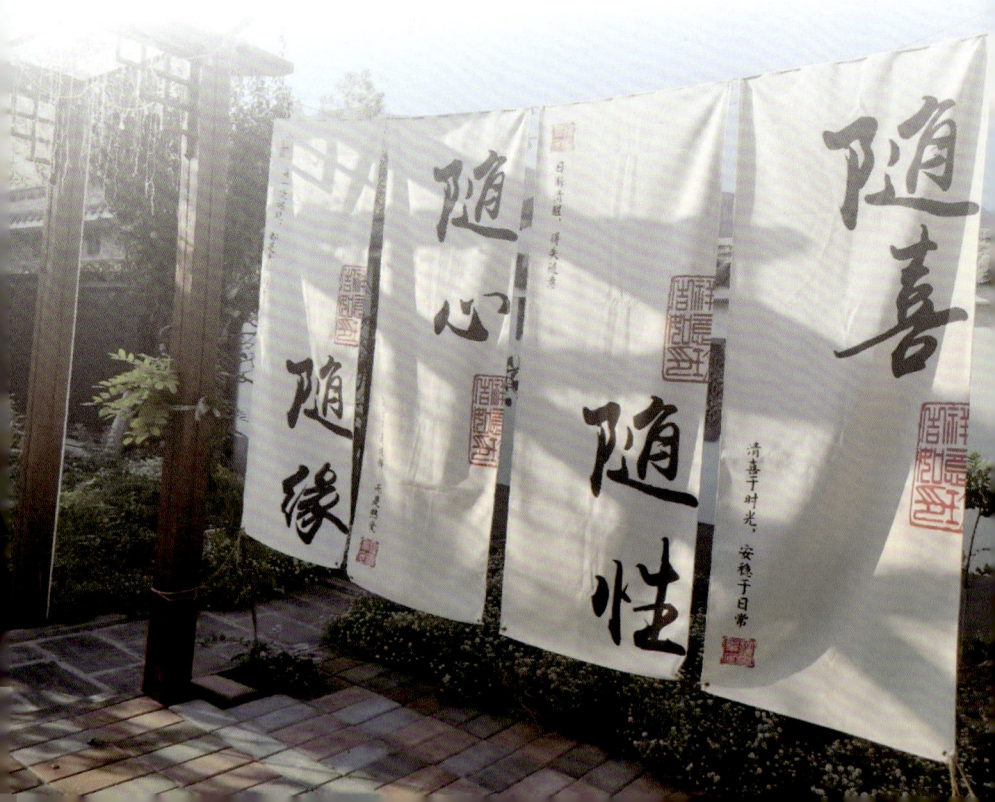

关疾病，例如血糖失控、代谢症候群，等等，其实连"近视"都是适应环境剧变的结果。

近年来，由于脱离贫困而逐渐富裕起来的人们过于追求饱食、美食，享受口福，结果使营养过剩的弊端很快暴露出来，不仅肥胖的儿童越来越多，而且食物匮乏时代极少见的糖尿病、痛风、心脏病、高血脂、脂肪肝等慢性疾病逐年增加。最可怕的是，直至目前，被这些疾病缠身而整天打针吃药、饱受病痛折磨的人并未真正认识其发生疾病的根本原因，不是深刻地对自己平时的饱食、美食行为进行反省，而是仍然以为身体缺乏什么营养，有不少人甚至在营养过剩而消化不良、

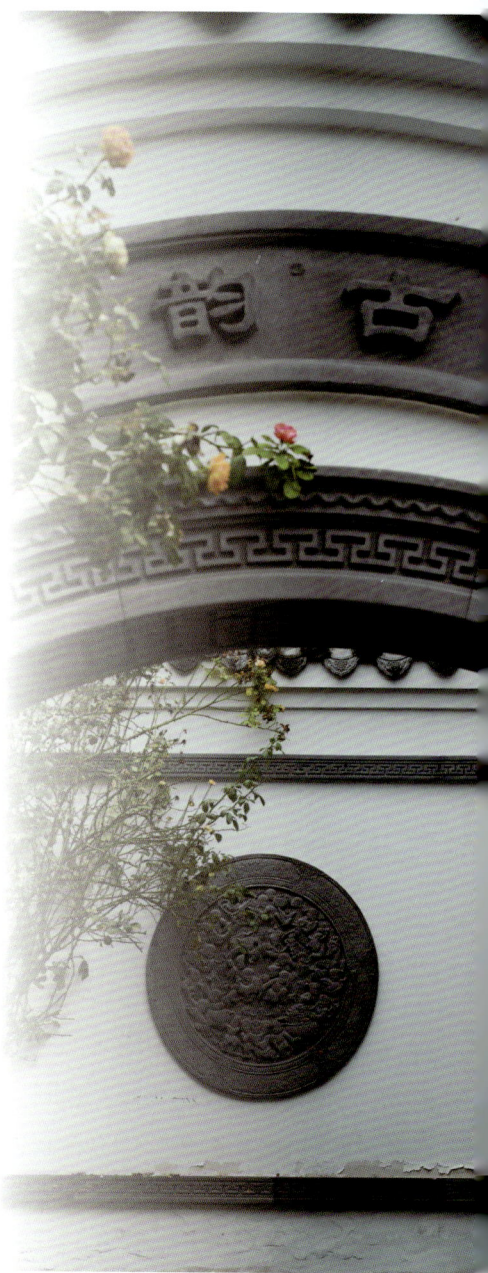

毫无食欲的情况下，还千方百计地摄取营养。这样，就使本来可以治愈的疾病更加恶化，以致断送自己的一生。因此，笔者认为这些可怜的患者实际上是错误的营养观点的牺牲品。

那么一个人究竟每天摄取多少营养为好呢？关于这一问题，虽然现代营养学家进行了长期艰苦的研究，但至今还没有得出正确的结论。最近，越来越多的学者对现代营养学持反对态度，甚至确信只有少食甚至定期不吃才能真正地使我们获得健康。

阅读完上文，相信很多人会对"一日三餐才能保证营养充足"的理论开始产生怀疑，而事实上自然界中的动物基本都是饿了就吃、不饿不吃的状态，古时候的汉人（在很多朝代）也是一日两餐、过午不食的生活状态。现代人一日三餐还加夜宵，还把这种生活方式复制给自己的宠物，导致宠物也开始出现人类多发的慢性病。仔细想想，这不就是无知的表现吗？所以，在我们的团队里，包括我本人，也是时常采取辟谷或者轻断食的饮食方案的。

再谈谈喝。自然界几乎所有动物的饮料只有一种——水。现代人喝的东西可谓是千奇百怪，茶、咖啡、白酒、啤酒、红酒、各种饮料，等等。我并不是反对所有的人造饮品，事实上我有时候也喝，但更多的时候，如果可以选择，我还是选择安全而天然的水作为唯一饮料。水对于身体是清洁剂而不是补充剂，目的是带走我们身体代谢产生的废物，就像洗衣服，你会选择用牛奶、咖啡和饮料来洗衣服吗？

关于拉，很多人觉得这个话题很不雅，至少没什么可讨论的。而数千年前庄子就说过——道在屎溺中。拉出来的东西有"道"（规律），最起码现在主流医学是这样认为的，不然就不会让患者去检测大小便。

众所周知的东西我们没有必要放在这里讨论，我们不妨借此讨论一些"题外话"。比如，不知大家是否注意到，动物界和很多小孩子大便之后是不用擦的，自然洁净，我们大多数成年人却不行，这是为什么？自然界之中的动物排便姿势多种多样，有站着的、蹲着的，还有走着的，只有人类学会了坐着拉，又会有什么影响？我们看到的结果是，肛肠科病人越来越多，年轻人不能下蹲的也越来越多，中医所说的肾经和膀胱经不通，或许与坐便不无关系，但除了自己家里，我们还能改变什么呢？

谈到睡，古人说日出而作，日落而息。天黑了，总是要睡的。我要求孩子们晚上九点之前一定睡觉，这样最养阳气（免疫力），我也建议成年人最晚不要拖过十一点。偶尔熬个夜，这叫"人在江湖，身不由己"；天天夜生活丰富的人，那就只好不在意人生的长度，只在意宽度了。

一点浅见，博诸君一笑，还有四季养生等，不说了。既然说了也做不到，说他何用？有人《黄帝内经》倒背如流，却百病缠身，真是"我见犹怜"。我常说，如果学了很多都在"知道"层面，那么不学也罢。

我常开玩笑说：一个病人听了一大堆养生知识（没有改变的决心和行动），之后会变成什么？答案是：更有知识的病人。

3. 慢性疾病是一种因果

"今日不养生，明日养医生。"这句话，就是因果之说。

这两天偶尔闲暇，读了一本书，英国专家科尔曼写的《别让医生杀了你》，觉得值得一看。按照我们习惯的思维，得病了，不去找医生，还能找谁？了不起是找个熟悉的医生罢了。

那么我们来看看以下病症：

高血压，糖尿病，脂肪肝，高血脂，失眠，肥胖，耳鸣，眼花，鼻炎，肠胃病，颈椎病，腰椎病，男科病，妇科病，便秘，脚气……

以上问题，哪一家医院、哪一位医生能说保证彻底解决？我相信最多的说法一定是：发病机理很复杂，这种病只能缓解和控制，目前医学上无法根治。

有趣的是，去年我非本意地被全面体检了一次，结果还不错。在跟大夫沟通的时候，我告诉她多年前我是高血压、脂肪

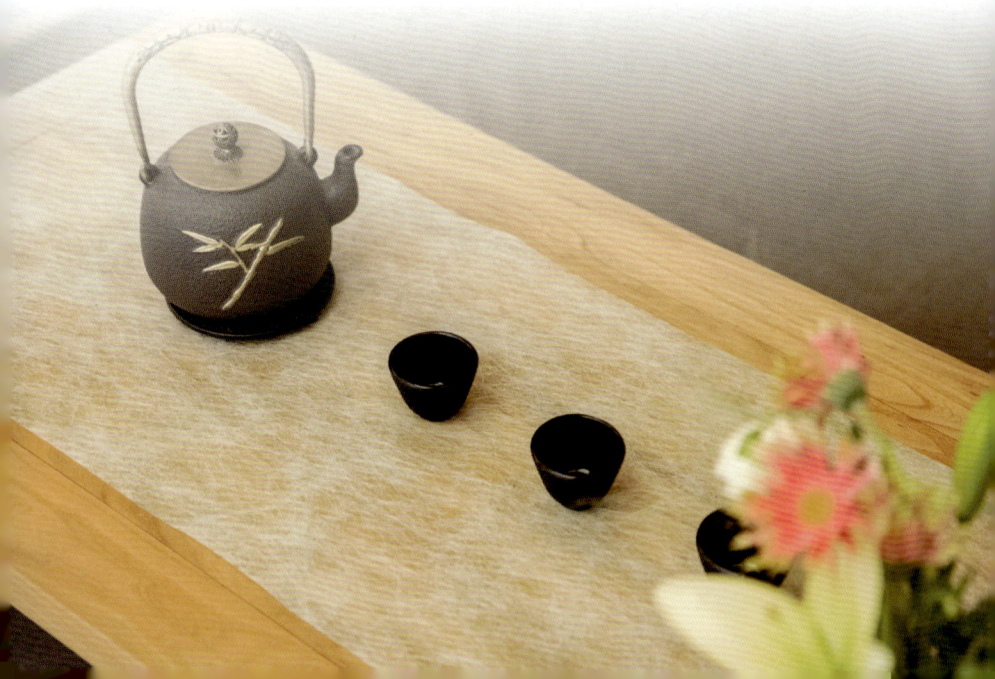

肝、高血脂、动脉硬化、心肌缺血、颈椎病、腰椎病、12 年的鼻炎、20 年的腹泻和满手老人斑，她惊讶无比，坚持说我 80/120mmHg 的血压是量错了，建议我服药控制，在多次复检都正常的前提下，依然建议我服药。我不解，问为什么，她翻开医书给我看，上面赫然标注：高血压一经确诊，必须终身服药。我瞬间哑然。

她无法想象的是，作为一家非医疗健康咨询机构，刚才列举的那些病症有着大量痊愈的案例，包括我本人。我想 70 岁的她一定会质问我——你比医院还高明？

不敢评价医院高不高明，我想这则网络新闻数据会让我们有些思考和触动：

人们都知道医生是治病救人的，如果没有医生，有些病人将会死去。但是世界上却屡屡出现奇怪的事——医生罢工了，死亡率却降低了。先看下列事实：

（1）1962 年，加拿大萨斯卡省医生大罢工，死亡率下降了 17%。

（2）1973 年以色列全国医生罢工，为期长达 1 个月，根据耶路撒冷埋葬协会的统计，该月的全国死亡人数下降了 50%。

（3）1976 年哥伦比亚堡高塔市的医生罢工 52 天，出现了一个被称为"不寻常的副作用"，就是当地死亡率下降了 35%。

（4）1976 年美国洛杉矶，当医生对医疗事故保险涨价不满而罢工示威时，全市病人死亡率下降了 18%。加州大学的医政科教授米尔·罗密默医生调查市内 17 家医院后所做的报告显示：在罢工期间，每一家医院平均减少了 60% 的手术。

（5）在加拿大不列颠哥伦比亚省的医生罢工3周期间，死亡率下降30％。

（6）加拿大曼尼巴涛巴省的医生罢工2周，死亡率下降20％。

（7）1983年，以色列医生再度罢工，为期长达85天。按照斯莱特等人在英国的《柳叶刀》中的统计指出，在医生罢工期间，以色列全国的死亡人数下降了50％。上述罢工只保留急诊。

为什么会出现这样反常的现象呢？究其原因有以下几种可能。

第一，根据1988年美国《亚利桑那共和报》中一报告指出，美国在一年中有近200万住院病人是由于药物的不良反应所致。而这200万人中，有近4％的人，即7.3万多人，更是因药物中毒过深而毙命。这一年中的死亡人数与美军以往在越南作战多年所丧生的军人总数即5.8万人还高出了1.5万人，即26％。另据1993年美国公共卫生研究小组透露，美国平均每年死于医疗事故的患者为8万人。这份报告与亚利桑那州的报告前后相距只有4年，因医疗事故死亡的人数已上升了接近10％。

现在出现这么多的医源、药源性事故，使许多生命无缘无故地丧失或遭受痛苦，我们不应该只从药物与医生的医疗技术中寻找原因，而应该对它的"主谋"——医学思路，进行认真的反思。世界卫生组织的《迎接21世纪挑战》报告中指出："21世纪医学不应该继续以疾病为主要研究领域，应该以人类的健康作为医学的主要研究方向。"也就是说，医学研究应以维护病人的生命安全和健康为主导方向。所以，我们的医学，应称之为生命医学。

第二，根据1978年美国科技评估办公室对全国医疗科技安全与效能的调查显示，只有10％～20％的西医治疗方法经过对照科学实验来鉴定其实际疗效和安全性。换言之，80％～90％的美国传统西方医学治疗手段并没有科学的根据和安全的鉴定，难怪欧美医疗大国会有如此多的医疗事故，西医和病人纷纷转向顺势疗法和中草药等自然疗法。

不可否认，一方面，目前的主流医学在基因检测、外伤急救、手术和脏器移植方面取得了突破性的进展，人类的平均寿命可以大幅提高；另一方面，在慢性病领域，则陷入了"头疼医头、脚疼医脚"的思维怪圈，以控制症状来取代疾病治疗。这与医术无关，属于"道"的范畴，在思考方向上忽略了佛家所说的"因果"，所谓"凡人修果不修因，菩萨修因不修果"，"不往祖坟上刨"，是改不了命运的。

那么，慢性病因果何在？

《黄帝内经》提倡未病先防，调心为上，外治为主，食疗为辅，最后用药。其中"调心为上"为大医，而这些恰好是现代医学研究者忽略的方面。

我们拿很多动物做医学临床试验，却忽略了很多动物都没有类似人类的复杂的心理感受。你往老鼠或猴子的笼子上贴一个标签——"癌症晚期，预计3个月死亡"，它有可能被吓死吗？没有，可是人类有！

拜读李卫东博士的《外星人》一书，一个特殊的医学案例

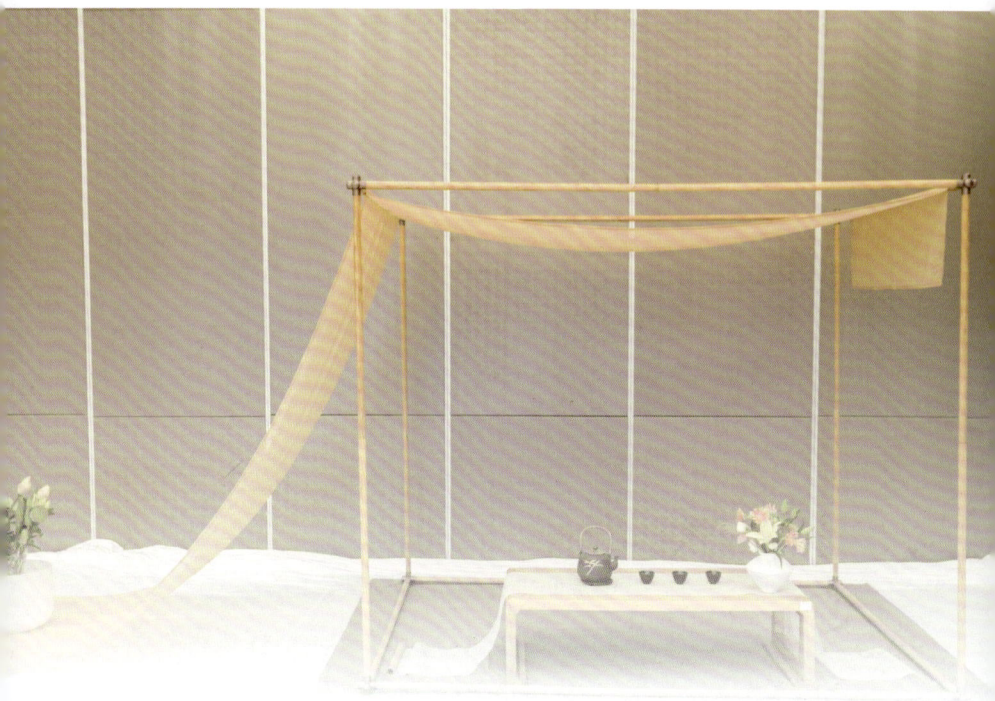

吸引了我的眼球：一位临床确诊的糖尿病病人，同时又患有精神分裂症，但只有他表现出其中一个分裂角色时才有，也就是说，当他早晨起床认为自己是张三时就有糖尿病症状，而他次日起床认为自己是李四时则没有！这个特殊案例让很多医师大惑不解，同时又让更多人意识到了糖尿病的心理成因。相关新闻报道：2018 年我国护士群体新增糖尿病一万例，按照要求要终身服药，而当他们刻意地改善睡眠和放松冥想半个月左右，相当一部分血糖恢复到正常值，这就是典型的应激型糖尿病。其实，我们的祖先早就发现，病由心生，调心为上。就像佛家也说：身病四百一十，心病八万四千。这是一种怎样超前的智慧？所以才有这样一本书叫《病由心灭》。

根据我所学习和体证，下面列举我所学习的疾病心理成因。

鼻炎大多和压力有关，所以高考期间很多学生鼻炎会加重；糖尿病病人合并情绪失控症时，对自己的欲望或别人管控吃力的时候，血糖就会升高；肩周病，大多喜欢扛事；脾气硬，喜欢抬杠，不愿妥协，容易引发关节问题；身边有不想见到的人，视力会退化；同理，身边有人唠叨而自己不想听，听力就容易出现故障；肥胖，潜意识中有某些欲望没有被满足；等等。

举几个亲身经历的个案来引发一些思考吧！

大儿子 4 岁的时候，总是会尿床。在相关资料中发现男孩子尿床跟父亲有关，例如管理严格或父亲经常外出等。所以我刻意设置了一个场景，让他坐在我的怀里，说了一些关心和承诺的话，并让他多次重复承诺夜里会起夜小便。果然，基本上类似事情没有再发生过。

还有一位女学员长了子宫肌瘤，第一年去医院，在医生建议下切除了；第二年又长了出来，自然再切除；第三年再长的时候，接受医生的"终极方案"，直接摘除了子宫，以为从此万事大吉。万万没想到的是，接下来的一年，她的腹腔里长了一颗全新的更大的瘤子。听完我的课，她问我因果，我知道她已经明白了，"因"去不掉，无论怎么手术，"果"总会再生，就像"野火烧不尽，春风吹又生"。她之所以长瘤子，瘀堵一定有的，所以我为她介绍了一位中医，开了一些活血化瘀的药物来调理。最后我问她：你和妈妈还是女儿关系不好？她犹豫到最后说出了真相——与妈妈同住一套房子，已经 7 年没有任何沟通和谈话了。当她选择面对和改变，一年后再见，腹腔内的瘤子已在逐渐缩小了。

另一位是男学员，事业很成功，苦恼的是糖尿病和肾结石。不出意料的是他的糖尿病症状一次辟谷就完全消失了。关于让他两次痛不欲生的肾结石，我开门见山地说：您有外遇多久了？否认推脱一番之后，他坦言：这两年真的没有了。辟谷和自我忏悔是我给他最多的建议。半个月之后他发微信给我——自己也无法相信，检查结果显示肾结石已经不见了。我也觉得很振奋。但需要补充说明的是，我并没有说所有的肾结石患者一定都有外遇，凡事无绝对嘛！

世界预防医学组织谈到的健康四大要素，排名第一的就是乐观的心态，再次印证了中医"调心为上"的说法，这也是目前国内临床医学忽略的一个领域。难怪现在还有这么一种说法——现代人，大多心病了。

调心不是明白道理，是修行，在过程中体会和改变。有人说我辟谷课程的副作用就是让有些人失去了上进心，但他没有看到的一面是：这个人和他的家庭成员身体更好了，幸福感更强了！

如何调心？第一步必须明白，健康的路上，从来就没有什么救世主，我们的健康还要靠自己去把握！

4. 痛改前非是一种觉醒

先看一组数据。现在有一种说法，数据是不会骗人的。

说到健康，其实我们更多关注的是不健康。最新统计数据表明，中国目前心脑血管病人约 2.3 亿，高血压病人 1.6

亿~ 1.7 亿，高血脂病人有近 1 亿之多，血脂异常的有 1.6 亿人，超重或者肥胖的有 7000 万~ 2 亿人，糖尿病或潜在糖尿病者有近 1 亿人，我国目前肝病患者 1.2 亿人左右。提到癌症，大家有谈癌色变的感觉，我国癌症患者不低于 500 万，每年还在以 50 万人的速度增加。我国平均每 30 秒就有一个人罹患癌症，平均每 30 秒就有一个人罹患糖尿病，平均每 30 秒至少有一个人死于心脑血管疾病。生活水平在日益提高，国人健康却每况愈下，这是摆在我们面前的一个严酷事实！也许暂时好像与我们无关，可有谁知道谁正走在成为病人的路上？

"痛改前非"，关键是足够痛，或居安思危，能够看到未来的痛，人才会改。站在这个角度看，疾病也未尝不是一件好事，一件让你感恩和反省的事。

有许多人，抽烟抽到狂咳不止，自然戒了；喝酒喝到吐血，自然戒了；饮食吃到心脏病，自然研究改变；肚皮大到百病齐发，被医生警告，必定减肥；整夜打游戏的小孩子们，总有一天会坐下来看养生栏目的。

我们讲因、缘、果，佛曰：不是不报，时候未到。其中的"时候"就是这个缘，是架通因果的桥梁。有些是时机不到，有些是运数使然，没办法改。"天雨虽大，不润无根之木；佛法无边，不渡无缘之人"，冥冥之中，也许真有天意？

为什么鼓励人养生那么难？为什么去医院排队不用劝？痛够了。

神经语言规划（NLP）这门学科不断阐述人的一生所有动机，归为两类——追求快乐，逃避痛苦。但按照我的理解，这里还有一个时间轴的问题——今日快乐，未来快乐；今日痛苦，未来痛苦。如何选择？这个要拼智慧了。

抽烟之乐，害人害己；饮酒之乐，损毁肝肾；纵欲之乐，阳气衰微；懒觉之乐，精神萎靡；饱食之乐，百病在后；吸毒极乐而乐极生悲。乐不思蜀是一种短暂的乐，乐极生悲是一种毁灭的乐。

反过来看痛苦，也不是一无是处。打坐之苦，明心见性；辟谷之苦，康体重生；运动之苦，强健体魄；冬泳之苦，免疫提升。所谓"天将降大任于是人也，必先苦其心志，劳其筋骨，饿其体肤，空乏其身，行拂乱其所为"。补充一句："疾病之苦，惜命自省。"

常有人说："不吃，活着有什么意思？"在他们看来，不吃一定很苦。但是往往是苦尽甘来。怕苦的人，苦在前方等待；怕苦的人，想必是不怕死的。

5. 决定改变是一种愿力

每一节辅导课程，我都会问大家饿不饿，学员们常常异口同声地答：不饿！最早我就发现，总有人答得有气无力，但不是学员，往往是工作人员。这又是什么原因呢？

多年来我们发愿助人，也尝试开过免费课，大部分来"试试看"的人都没有辟谷成功。不是辟谷方法的问题，也不是来者在健康方面没有需求，关键原因是他和工作人员一样——没有付费！付费不仅仅是所谓掏钱，而是在内心深处给自己许了一个愿——决定辟谷，决定改变。这种力量，我把它称为愿力。

这么说是不是有点唯心主义？如果您这么想，建议看一下日本人江本胜博士的《水知道答案》，争议归争议，自己做几个实验就知道了。

有人去烧香拜佛许愿，从别人手里借了几支香，一边念念有词，一边心里盘算：若不灵，我拆你金身。这样许愿是不会灵的，佛像也许没感觉，但你有。还有人就不一样了，半夜就在山门外候着，花重金要烧头炷高香，也不管和尚们因此赚了多少钱，这是许了大愿的，灵不灵就变成了一个决定。我在普陀山亲眼见到一位藏民，三步一拜，五步一叩，破衣烂衫，脑门上一个碗底大的疤，据说他是卖了所有的羊，一路跪拜三个月才来到的。我肃然起敬，这种人不是在拜佛，是在拜自己，他的愿力足以改变自己的心，然后才会"境随心转"。

这在西方叫潜意识，叫自我催眠，叫心理暗示，都一个意思，目前科学还不能给予圆满的解释。总之，做出决定的那个人，只有你；承担结果的人，还是你。

每次去拜南海观音，我都是一句话：辟谷传道三十年！转身就走。太太总是问我：既来了，干吗不多说两句？我说：大士忙着呢，哪有空听？她再问：那你还要来说？其实我是自言自语而已，自言自语也有力量，那就叫愿力。

二、当代科学对辟谷的论证

（一）美国、日本科学家对辟谷进行的临床试验

以下是一些科学家对辟谷（西方称之为断食）进行的临床试验报告。

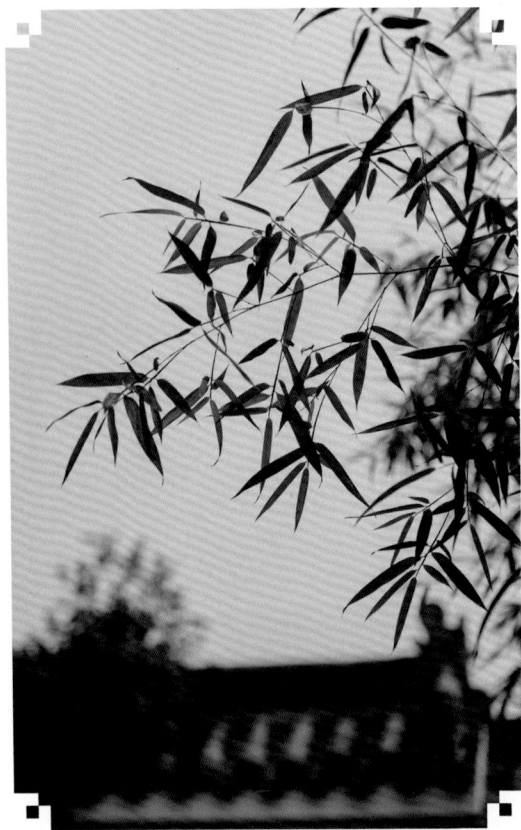

1. 美国卡耐基营养研究所曾发表过记忆力检查、联想力试验的成绩，显示在辟谷后精神爽快，思维清晰，脑力测试成绩比断食前大为优异（提高一倍以上）。

2. 日本国立营养研究所生理部主任高比良英雄博士 1922 年亲自实行辟谷 12 天，翌年再与研究员 4 人一起断食了 14 天。

另有 8 位研究员从各种角度来观察研究他们辟谷的情形，最后发表了以下的结论：我们这次的研究是由 8 个人来观察另外 5 人断食期间的种种生理反应，结果获知辟谷确为改造肉体、赋予人类幸福与完美健康的良法。

辟谷后肉体会产生惊人的旺盛恢复力以治愈疾病，健康人的体内也会有"故障"器官，故人人须每年定期辟谷。

3. 大阪医科大学教授片濑淡博士深信，各种癌症实行辟谷并辅以中药疗法必能治愈。他说："辟谷疗法能轻易地治疗现代医学所无法医治的疾病，但却无法普及。这乃是这种疗法无法赚钱，且可能会打破医师的饭碗，纵然效果很好，但乏人研究、应用，自然难以发达。"

4. 九州岛大学市松博士临床试验的结果显示，辟谷结束体重恢复的情况是：凡 35 ～ 40 岁的人，在辟谷后的 10 天即完全复原，且大多数的人以后还会增加 2 ～ 3kg；对高血压患者而言，血压在辟谷 1 周后平均降低了 23mmHg。

同时发现，辟谷疗法对于消化系统疾病最有效，如胃下垂、胃扩张、胃溃疡等，绝大部分患者在辟谷后都会因病情好转而体重增加。辟谷疗法对精神衰弱及其他神经功能退化等也都有显著的效果。

5. 大阪大学外科部长大桥兵治郎博士在十年之中观察了千余病例，根据临床所见得出结论如下：

（1）辟谷是一种刺激疗法。实行辟谷由于极度限制了生活能量的摄入，以至于相反地形成了一种反作用的潜力，一旦进入辟谷后的复食期，就会突然发生反驳力，极度促进新陈代谢的作用，征服疾病而恢复健康。

（2）从青蛙、蛇、熊及其他冬眠动物的生理特征来看，这些冬眠动物在冬季的三四个月里完全不摄取任何食物而进行冬眠辟谷，它们不仅未因此而死亡，反而无形中增强了抵抗力，这是它们健康长寿之本能。文明的人类平日勤于用脑而疏于运动，长年积累下来，自然疾病丛生了。如果能每年实行一周辟谷，就会保持健康。

（3）对于高血压问题，几乎是没有例外的，一经辟谷血压就开始降低，一直要到复食以后才又会逐渐上升，但上升幅度不大，绝少有超越原来血压而达危险血压的。若是上升得厉害，则只要再行一次辟谷，就会稳定下来。

（4）辟谷中可能出现全身倦怠、头痛、呕吐、关节痛诸现象，尤其在辟谷初期容易出现这类不适反应，这些都是由于新陈代谢作用的增强或血液酸毒症的反应，随着辟谷的进行，会逐渐消失，不必担心。

（5）视力、听力大约于辟谷第 14 天后会增强敏感度。

（6）在辟谷前连附近噪声都听不见的听力，在辟谷 2 周后竟能听见小虫的叫声。此外，味觉、嗅觉也会变得十分灵敏，清淡如水的味道，远处炒菜的香味，都会轻易地觉察出来。

（7）当今日本各地的断食寮，似乎都是以现代医学无法治疗的慢性疾病为对象。其实辟谷对于急性病也很有效，如消化不良或营养失调症，在药物无效的情况下，往往只要三五天辟谷，就能取得显著的效果而得以治愈。尤其是对难以完全根治的慢性腹泻、胃下垂、胃扩张、胃无力等消化性疾病特具奇效。如胃下垂，只要辟谷 10 天，即会完全康复，回到原来的位置（我自 1930 年以来，在各地断食寮调查过千余治疗病例，

结果显示辟谷对于新陈代谢
失调、神经衰弱、耳鼻咽喉
科的各种慢性疾患、恶性皮
肤病、血管病变、运动神经
的疾病、高血压、荨麻疹、
气喘等确具显著的效果）。

著名的亲身临床实验

大桥兵治郎为了要检查
白细胞增加的状态，在 1930
年 1 月 5 日带着 4 名助手住
进京都觉胜院实行辟谷。根
据他的实验报告记录：第一
周白细胞没有增加；第七天
至第十天期间，白细胞数量
渐增；第十天后更是急速地
增多，有人甚至超过平常的
2 倍。

辟谷期间由于白细胞的
增加，吞噬了病原菌，形成
抗体，于是得到了免疫力，
许多结核病人便是经由断食
而痊愈的。以此病例推想，
可知白细胞增加的结果是大
大提高了噬菌细胞的功能，

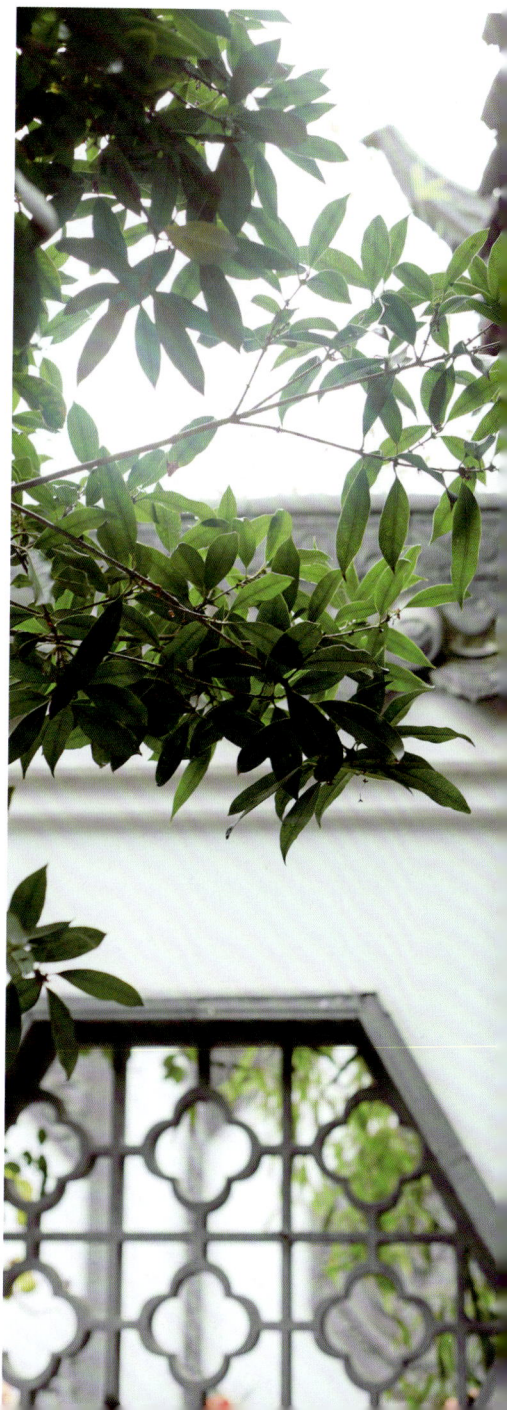

疾病因此而得痊愈。

（二）中国气功辟谷师张荣堂先生的辟谷研究

张荣堂是浙江省著名气功辟谷师，是我国运用现代科学手段对气功辟谷进行检测实验的第一人。他在浙江省中医药研究院的支持与配合下，在国内首创了个体、群体辟谷的科学实验。

张荣堂先生在浙江省中医药研究院的配合下，对辟谷者进行了生理生化指标检测，通过对670人的辟谷实践观察和53名实验对象的科学检测，综合分析如下：

1. 现代医学研究表明，断食可能引起一些机体代谢紊乱，而53名辟谷实验者的体液生化检测表明，短期辟谷对机体无明显损害，也无后遗症。

2. 辟谷可降低甘油三酯和胆固醇水平，对高血脂和心血管系统病症有治疗作用。

3. 对HDL（高密度脂蛋白）两批观察表明，辟谷可提高HDL，这对治疗心血管系统疾病更有积极意义。但辟谷时间长短不同可能有不同效应，今后应增加观察人数，特别要进行跟踪观察。

4. 对糖尿病患者，实验观察和其他单独检测中均提示辟谷具有降低血糖之作用，但对血糖正常者可维持血糖的稳定。

5. 辟谷可使人健美，胖瘦可双向调节。

6. 辟谷可治疗多种疾病，包括癌症、乙肝等难治之症。

7. 辟谷可提高机体免疫功能，改善血细胞功能，对人体血清蛋白的比例有较好的调节作用，因此辟谷具有祛病健身、延年益寿的养生学意义。

8.短期辟谷使血清总蛋白提高，提示辟谷存在一种特殊之蛋白质合成途径，其机理有待探讨。

9.古人所说"气足不思食"本意指高境界修道人士内气充足方可辟谷。670名学员辟谷之成功和53名实验者的科学检测表明，无练功史的学员经过自身特殊体验，也能达到辟谷目的。辟谷具有西方饥饿疗法的优点而避免了它的副作用，为治病健身找到了一种较为理想的方法。

（三）辟谷治病健身的生理生化机制——摘自《断食综合疗法》

1.清洁消化道，提高消化吸收能力。

2.分解消耗多余的脂肪，减肥降脂。

3.疏通和软化血管，避免血管栓塞和硬化。

4.清除体内有害物质，净化内环境。

5.激活免疫系统，提高机体免疫力。

6.增强机体自身调节功能，使器官系统的功能协调一致。

7.刺激和疏通经络，提高机体自身调控能力。

单描述为——真气充足则身体健康，真气不足则身体衰弱，真气消失则生命结束。

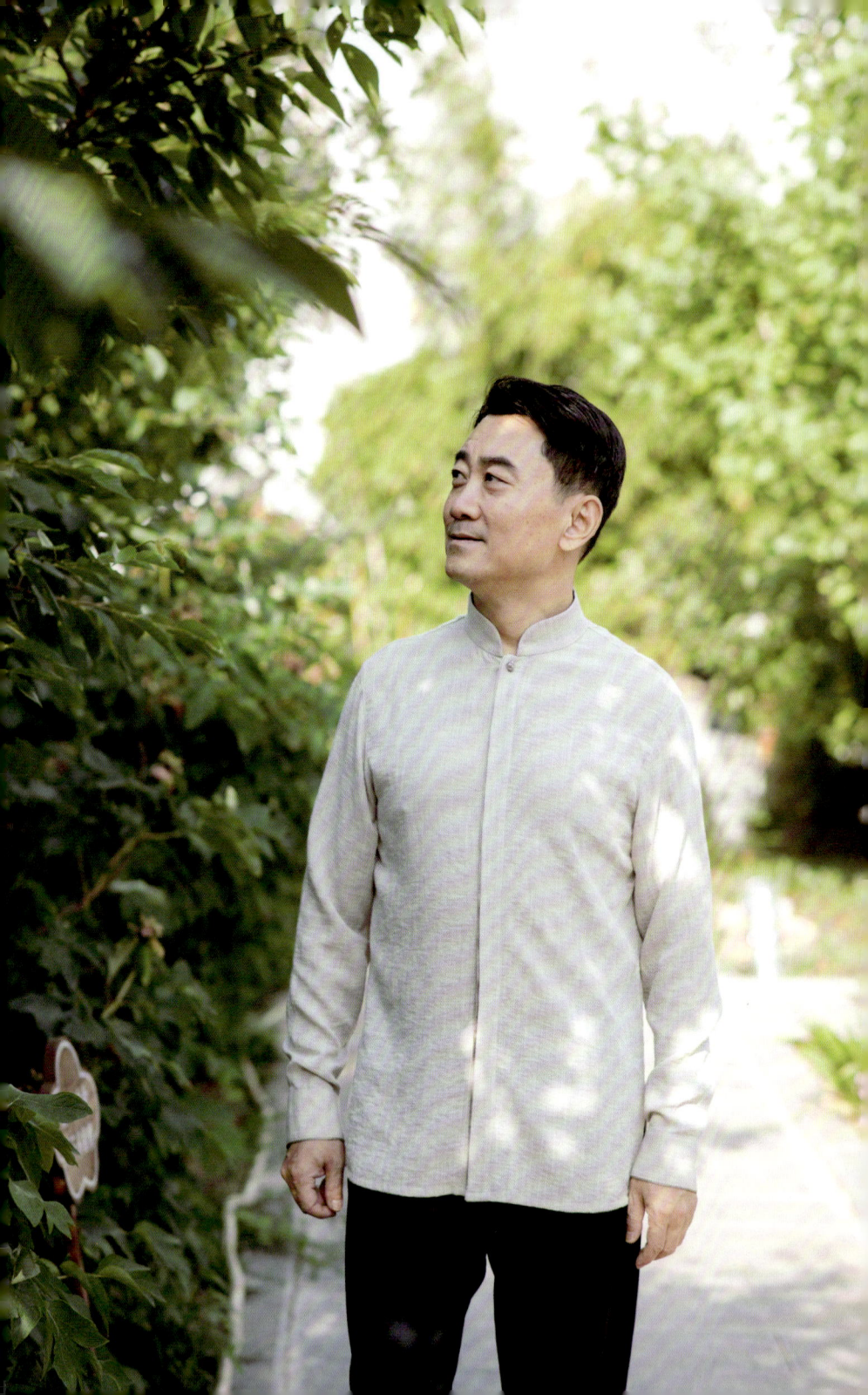

第三章

意念辟谷的实际应用

一、辟谷指导是一门专业

1. 专业的事交给专业的人去操作

健康管理是一个具有较高要求的行业，辟谷养生指导师和医师一样要培训，然后考试持证上岗。而偏偏许多人对专业不够敬畏，看两本书，上网查查资料，就大胆去尝试，甚至还敢于指导别人，由此引发风险的案例比比皆是。

重庆有个女孩子，听了我的辟谷推介会，认为别人能做到的事情自己一定也可以，不就是不吃饭吗？何必还要交钱去学？于是回家自行开始"辟谷"。第三天她托别人联系我，说自己一天晕倒了两次，现在躺在床上起不来，希望我能够给予指导。我的指导意见是四个字——起床，吃饭。过了一会儿，中间人打电话过来告诉我已经没事了，太神奇了！听到这个感慨，我差点当场笑出来。

新疆也有一位女士，脾胃不好，脸色焦黄而且痘痘很多，在推介会现场为自己报了名，准备参加下一期的指导课程。然而第二天她给我打电话要求退费，理由是有人说她的体质不适宜辟谷，只适合"半辟"，而且给她介绍了一位很便宜的辟谷专家来指导。说实话，谁不想省点钱啊！佛渡有缘人，选择权总在自己手里，于是我安排新疆公司给她办理了退费手续。后来又去新疆的时候，我谈到一个案例，北京一位女士接受非专业的"辟谷"指导，结果因为严重的胃病住院半个多月，这时一位员工告诉我，那个"半辟"的女士因为同样的问题也已经住院半个月了，现在还没有出院。

其实这位女士在最初决定的时候就已经犯了两个观念上的错误，一是自己的健康本来要自己做主，而她却去听信"别人说"，而这个"别人"既然提出了"半辟"的概念，估计水平也高明不到哪里去。外行人的意见往往是这个世界上最便宜的，但从结果看，往往却又是最贵的。哪有什么"半辟"？无非换食或节食而已。我常忠告学员，辟（谷）就好好辟，不辟就好好吃，切忌半辟。所以，相信专业还是道听途说，这是她的第一个选择错误。二是关于"省钱"。预防医学调查明确指出，每在预防上投资一元钱，就会在未来的治疗上节约八元钱，在急救上节约一百元，所以健康方面的投入是省不得的。我们也常听说："今日不养生，明日养医生。"所言极是。就像我和太太去超市买菜，如果有的菜品我们不懂得选择，我就建议她买最贵的。所谓一分价钱一分货，就像我们的养生指导课程大多开班就在百人以上，都是口碑相传；而总有些"便宜"的开班者，开班总是三五人。企业家们总喜欢说，"不看贵不贵，要看值不值"，就是这个道理。

还有极个别的学员，学习之后尝试指导身边的人。有半夜突然吐血给我打电话的，我就不再一一列举了。事后他们的疑问是：我照您说的去指导别人，怎么会有这样的结果？

我不想用神神秘秘的玄学理论去解释，但我很想说，中医之所以越老越值钱，靠的是经验，有经验的老中医挂号费都要贵好几倍，就是这个道理，你永远不知道他在积累经验的路上付出了多少。一种人愿意拿钱买经验，还有一种人愿意自己积累教训，选择不同，结果不同，还是那个"因果"。若不信，网上搜一搜，每年都有人因自学辟谷住院或死亡，哪一个在冒险之前不认为自己是"聪明人"？

2. 辟谷旨在调动人体的自愈力

拜读英国人科尔曼的《别让医生杀了你》，中间刻意讲到了非临床医学的"替代疗法"。所有的替代疗法无论使用音乐、精油、断食还是催眠，都旨在调动人体的自愈力，而大部分疾病都是可以依靠自愈力自我修复的。

这和中医的主张非常相似。

我常常在课堂上抛出一个问题——中医和西医，究竟哪个更"符合科学"？很多学员会选择中医，我知道这个回答里面包含了太多的民族情感，因为很多应答者在下课之后如果发现身体有病，还是会选择先去看西医的。还有少数人会说出"中西医结合"这个概念，在我看来，这个结合最起码今天还是不成功的，至于未来，我也不看好，因为它们的文化和理论体系有着天壤之别。

我们来看看中医的用词——平喘，化痰，活血，散瘀，降火，祛病……多么温和！就像我们中华民族不干涉他国内政的外交主张，辅以的用词是强烈谴责，严正抗议和深表遗憾……常有人站在"术"的层面提出种种质疑——这样有用吗？可能这样提问的人不太具备结果思维。站在结果的角度看，中医数千年来为我们的国民健康保驾护航，成就了世界上的大民族群体，不是吗？而我们相对中庸的外交主张，偏偏让我们的国家一路高歌猛进，大国崛起，不是吗？

再来看看西医的常见词汇——杀菌，消炎，灭痛，抗癌……残忍的战争词汇！就像某些国家政府可以直接派出武装力量进驻他国一样，西医的用药很多就是为了发起一场人体战争，药物长驱直入，遇到免疫力抵抗——干掉！又遇到了病毒——干掉！当战争结束，战场已是满目疮痍，惨不忍睹。损毁免疫力的直接结果有很多例子，就像前些年的中国香港，一场流感导致七千人住院，数百人死亡，有多少人会去思考其中的"因果"？

高喊中医无用论的学者们（无论他们的动机是什么），第一个反调就是说西药各药治各病，是为"科学"；中药总是包治百病，例如板蓝根，这就叫"不科学"。其实中医的主张不是用药物来治病，而是要用药物调动人体的正气（自愈力），让人体"正气存内，邪不可干"，正气足了，病邪跑了，多种症状同时消失。这不仅是科学，还是智慧。

第二个攻击手段是"中药有毒"论。前些时候对云南白药的攻击就是一个典型案例。某些专家刻意回避了"以毒攻毒"的中医理论，认为有毒的药物一定是不科学的，应该予以取缔。我们站在道法自然的角度再来看一下这个伪命题：辣椒素是一种植物毒素，是辣椒为了保护自己不被吃掉而自我设计的一种手段，而人类并没有因为它有毒而否定它，相反，适量摄入还可以达到开胃和祛湿的作用；苦瓜也是一样，偏偏是它的"毒素"可以帮助我们降火；以运动为例，很多强化运动的过程都是肌肉不断充血和撕裂，然后再自我修复的过程，只有这样，才会让一个人更加强壮。综上所述，以毒攻毒也是启动机体自愈力的方法之一。

第三个论调是"中医太慢"的说法。调动自愈力需要时

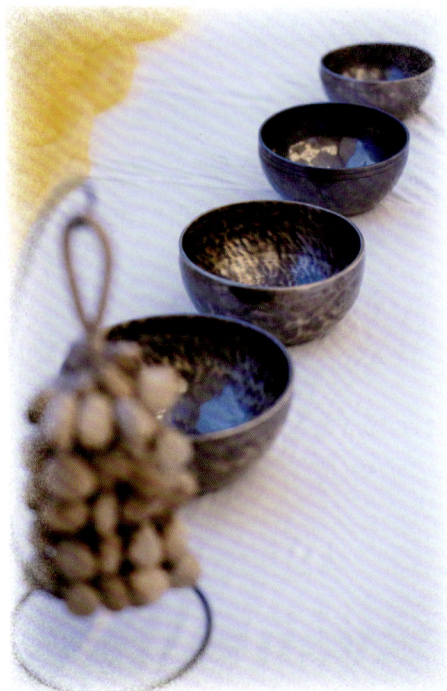

间，这我不否认，但我更相信另一句话："走得快慢并不重要，重要的是你是不是走在正确的路上。"举例说明：今年春节，爱人突发眩晕，苦不堪言。当时中医馆大都休假了，于是去看西医变成了理所当然。陆续换了好几家医院，检查血压没事，检查血糖没事，拍颈椎片没事，脑部做核磁共振和血管造影检查依然没事，大夫无奈，开了一些抗眩晕药草草了事。

我不停追问病因何在，不解决"因"，怎么解决"果"？医生最终的回复是：引起莫名眩晕的原因有 140 多种，即便你全部检查，还有 30 种以上的原因是当代医学无法解释的。这个回答实在太高明了！我无论如何也想不到比这个更好的答案。后来我带着爱人找到了我们公司的医学顾问（中医），经过 20 分钟的望、闻、问、切得出了结论——上火了！后背受凉引起肌肉痉挛，压迫血管导致脑供血不足。解决方案为用中药祛火，外治手段为刮痧、拔罐、艾灸和拍打（这也是我们机构的辅导项目之一）。不到三天，我爱人完全康复，总费用不及西医检查费用的八分之一，这能说"中医太慢"吗？

值得一提的是，以前公司请了一位西医大夫做顾问，是几十年的军医，在我们单位里留下了不少的故事。有人问：我能辟谷吗？他回答：以你这个病症来看，不适合辟谷。结果此学员辟谷之后反映非常好。在我的辅导课程上，高血压和糖尿病病人是必须停止用药的，而他却常常建议学员服药，说是有危险。我坚持指导停药（这个领域我比他更专业）之后，学员各项指标完全正常了，激动得不得了。我爱人怀孕期间血糖偏高，他建议孕期糖尿病应注射胰岛素，结果我给爱人饮食调理一周，血糖正常，母子安康。有了这一系列的故事，我们的合作自然结束了，不是因为他不专业，而恰恰是因为他太专业，他所坚持的专业领域里是不大关注自愈力这一方向的。

所以，辟谷是启动自愈力最快的方法之一，我们从来不会"治愈"别人，那样会涉嫌非法行医，但我们鼓励和倡导自愈的方法。我们每个人都可以学会辟谷，并成功掌握辟谷这一套让自己不生病、少生病的方法，即使生了某些疾病，也可以借用辟谷这种方法不打针、不吃药、不动手术而自愈。"神医"其实就在我们体内，就像古希腊医圣希波克拉底所说："病人最好的医生是自己。"

3. 调心为上，万病皆由心生

如果有人对您说，辟谷就是学会不吃不饿的方法，那他绝对是个门外汉，因为对于"调心为上"他还没有深刻地理解，而辟谷最大的作用之一偏偏就在于调心。胡耀中辟谷认为，没有调心，就不是辟谷。

那么，什么是调心？为什么调心？怎么调心呢？

佛家认为"贪、嗔、痴、慢、疑"为五毒，是疾病之根源，其中尤以贪为最毒，最难去除。我们以此为始，来看一看古人的智慧。

《红楼梦》中的疯道士念了一首《好了歌》，我在18岁的时候就会背了。而今看来，其中满是解脱的智慧，值得诸君细细品味。

开场："世人都晓神仙好，惟有功名忘不了。古今将相在何方？荒冢一堆草没了。"意在告诉那些为名而奔波烦恼的人，想像神仙一样自由自在，先要摆脱虚名的牵绊，抽空到坟茔去看一看，再回顾历史，您会发现究竟项羽和刘邦谁赢谁输？曹操和刘备究竟孰弱孰强？重要吗？在岁月面前没有赢家。运气好的都在这长满荒草的坟茔里，运气不好的坟墓都被刨掉了，生前争一个天下，死后却无处容身，又是何必何苦。"德不配位，必有灾殃"，若懂得知足和不争，很多官员都不必抑郁了。所以，为官之道，在于安命。

"世人都晓神仙好，只有金银忘不了；终朝只恨聚无多，及到多时眼闭了。"人为财死，似乎天经地义，经商者尤其如此，现代名句是：企业不盈利就是犯罪！让许多名商巨贾再也停不下你追我赶的脚步。回归原点，我们为什么要创业？为幸福！可是有多少人为幸福而出发，却迷失在追求幸福的路上。买了两辆奔驰车，结果夫妻各奔东西；挣到了很多财富，却被合伙人推上法庭；终于上市成功，却已是百病缠身。幸福吗？不幸来自心灵的迷失，迷失是因为不懂那句"欲壑难填"的成语。小时候，五分钱买个冰糕就是幸福；后来成本上升，骗妈妈要买补习书，然后买一套金庸小说，才会感到幸福；上班了，只有工资从三百元涨到五百元，才会感觉到幸福；创业时发下一个愿，年收入一百万元，我就再也不折腾了，好好过日子；百万元年薪之后呢？更苦、更累、更多烦恼，因为欲望被无限放大，因为相信"男人生来就是要做大事的"，却忘了"人生除死无大事"的警示名言。我给幸福下的定义是：①和喜欢的人在一起；②做着自己喜欢的事；③身体健康；④不太穷。别人问我为什么总是这么开心，跟这个定义有很大的关系。"纵有豪宅千座，所眠不过一榻；纵有家财万贯，所食不过三餐"，我们病在真正需要的不多，而想要的太多。

"世人都晓神仙好，只有娇妻忘不了；君生日日说恩情，君死又随人去了。"此话虽说有古人性别歧视的成分，但也不无道理，不是劝你不要执着，而是真到那一日，执着又能怎样？

"世人都晓神仙好，只有儿孙忘不了；痴心父母古来多，孝顺儿孙谁见了？"自然界中的动物很多会教给儿女捕猎的技巧，而不是捕捉很多的动物给儿女存起来，而人类就偏偏有很多人反着干。近来有很多被媒体推上风口浪尖的官二代和富二代们，假如不是他们的父母给他们留下了这么多"生命不能承受之重"，他们也就可以像许多普通人一样，活得简单而快乐了。古人说："但留方寸地，把与子孙耕。"是告诉我们凡事要留有余地，不要做得太绝，让儿孙也有努力和耕耘的空间。如果你还是看不明白，不妨读读林则徐那句话："子孙若如我，留钱做什么？贤而

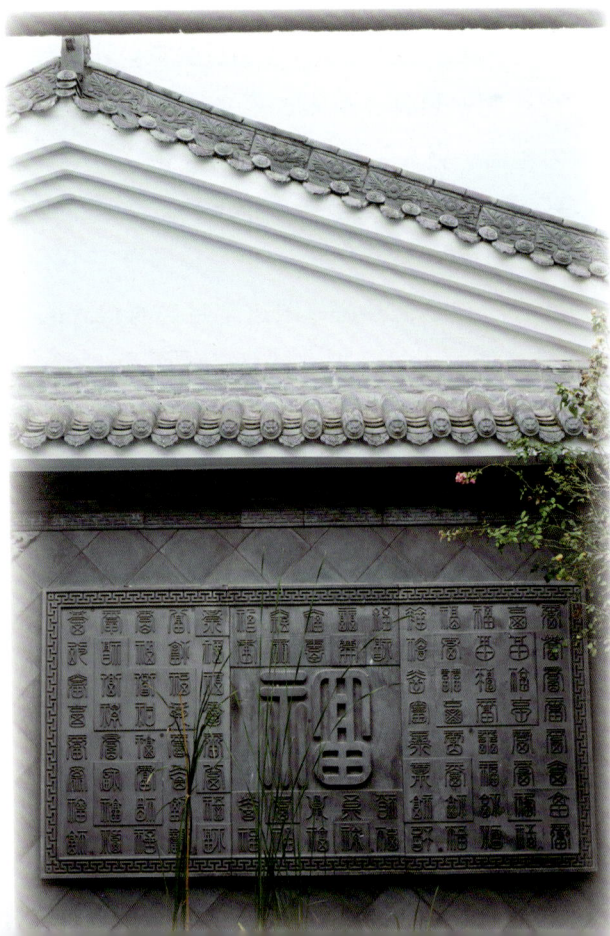

多财，则损其志；子孙不如我，留钱做什么？愚而多财，益增其过。"

知道很易，做到很难。所以要修行，要智慧。

我18岁那年还背了一段"山坡羊"的词牌叫《十不足》，原文记不大清了，但其中深意，现在再拿来咀嚼，可不是一般的有滋味，诸君可以一一对号入座。

"终日奔忙只为饥，才得有食又思衣"，就像我们刚刚开始打工的生活状态；而后"置下绫罗身上穿，抬头又嫌房屋低"，我想这是很多中年人已经度过的一个阶段；"盖下高楼并大厦，床前缺少美貌妻，娇妻美妾都娶下，又虑出门无马骑"，映射了现代人买房、娶妻、买车的生活需求，原来自古都是一样的。有些人大概到这里就会知足常乐了，然而"将钱买下高头马，马前马后少跟随，家人招下数十个，有钱没势被人欺"。钱的欲望满足之后，开始追逐名利地位，原来古人对马斯洛五大心理需求的研究一点都不比现代人差，人性亘古不变，由此可见一斑。"一铨铨到知县位，又说官小势位卑；一攀攀到阁老位，每日思想到登基。"所以说更多的拥有会带来更大的欲望。"一日南面坐天下，又想神仙来下棋。洞宾与他把棋下，又问哪是上天梯"。由此可见，皇上也有梦想，以此类推，总统也有烦恼，而且更难解决。"上天梯子未做下，阎王发牌鬼来催。若非此人大限到，上到天上还嫌低！"人生的起点是一样的——都是出生，人生的终点也都相同——死亡，不同的是过程的快和慢、苦和乐，不同的是结束的方式是寿终正寝或不得好死，仅此而已。

也有人说，这么说岂不是很消极？我认为先要搞清楚的是，你愿意选择积极的痛苦，还是愿意选择"消极"的快乐？先不去研究这个命题本身的逻辑问题，只是应单纯地问自己——你究竟要什么？

《菜根谭》里有这样一段话："声妓晚景从良，一世之烟花无碍；贞妇白头失守，半生之清苦俱非。"故"看人只看后半截"，以终为始来倒推思维，也许能让我们想明白很多事。好在辟谷期间心很清静，时间也很闲，如果一次辟谷没参透，那就再来一次吧！

心灵成长，习惯改变，才是辟谷调心的结果；没有这些收获，只是断食而已。岂不闻"扫地扫地，心地不扫空扫地；点灯点灯，心灯不点空点灯"。

饮食男女，人之大欲，是一切贪的起点，若连这个贪也灭了，就是至高的修心法门，难怪辟谷之人常说：辟谷期间只有一个烦恼，吃饱了心里才会生出无数个烦恼，你品，你细品。

二、胡耀中意念辟谷的实施方法

（一）关于辟谷时间的临床经验（摘自《断食综合疗法》）

临床显示，不同疾病的辟谷天数如下：

1. 高血压

普通患者经过 15 天的辟谷，血压就会自然下降而趋于正常。如果再升高，则需再次实施辟谷，直到完全恢复正常。

2. 心脏病

普通轻度的心脏病，辟谷 10 天就可能痊愈。

3. 糖尿病

糖尿病需辟谷 15 天，待体力恢复后继续实行辟谷，重复 2 ~ 3 次，胰岛素分泌有可能会恢复正常。

4. 气喘病

每次辟谷 10 天，重复 3 ~ 4 次可望痊愈，一般在辟谷期间气喘症状即可消失。

5. 胃及十二指肠溃疡

胃溃疡或十二指肠溃疡一般需进行 7 ~ 10 天的辟谷，稍重者则需 10 ~ 15 天的辟谷。如一次不能治愈，则需再次辟谷，通常经过 2 次辟谷，溃疡病有望彻底治愈。

6. 慢性胃炎

患慢性胃炎的人宜采用短期间断辟谷的方法，反复实施 3 ~ 4 次。

7. 便秘、腹泻

长期便秘或患慢性腹泻的人，年轻者仅需 10 天的辟谷，中老年人则需再次辟谷，就有可能痊愈。

8. 急性肾炎

患急性肾炎的人需辟谷 7 天，2 个月后待体力恢复再重复一次。

9. 癫痫

患癫痫的人需辟谷 15 天，重者可重复 1 ~ 2 次。

10. 重度肥胖

重度肥胖的人辟谷天数可适当延长，一般需 15 ～ 20 天，并且经过 10 天的摄食后可再次进行辟谷，这样重复 2 ～ 3 次体重可望恢复正常。

11. 戒烟

只需要辟谷 5 ～ 7 天。人在平常身体健康的时候可以耐受烟草的毒性，若是在辟谷期间，由于体内正邪两气在不间断地斗争，将会发现抽烟让人特别难受，嘴里发苦，所以辟谷期间一般人都没有欲望抽烟，借此可达到戒烟的效果。

12. 酗酒及酒精中毒

辟谷 7 天即可奏效。但如果酒精中毒已刺激到大脑的中枢神经，无法分辨是非善恶的病人，需要 15 天左右的辟谷。

（二）辟谷过程中的身体变化

1. 体重变化

在辟谷的第一天到第五天，体重减轻最为明显，一天平均会减轻 1 ～ 2kg；大约从第五天开始，每天减轻 0.5 ～ 1kg，14 天以后则每天减轻 0.3 ～ 0.5kg，以后几乎都是以一定的递减方式在减轻体重（有时也有例外）。所以需要减肥的男士和女士们，辟谷减肥是我们目前所知较轻松快捷的方法。经过对几千例辟谷学员进行数据分析，发现辟谷 28 天平均减轻体重 16 ～ 19kg。

2. 内脏器官的变化

从脏器体积来讲，随着辟谷天数的增加，主要是脏器中的脂肪减少较多，肺、骨骼、神经等器官组织的结构不易减少。

从成分上分析，随着辟谷天数的增加，肝脏糖原减少，肠胃进入类似冬眠状态，胃液分泌便会大为减少，不再有饥饿感，体内脂肪分解，开始糖代谢和脂代谢的内部转化。

3. 生理功能的变化

在辟谷期间，高血压病人的血压会显著下降，有的低血压病人血压反而会上升，但视觉、听觉及触觉变得敏锐，记忆力和联想力也会增强。白细胞的数量在辟谷第一周之内没有改变，第 7 天开始增加，从第 11 天起急速增加，说明辟谷能提高机体免疫力。一部分人在辟谷期间全身会释放出一种特有的臭气味，连呼出的气体亦有臭味，这是由于体内的代谢废物和有毒物质经皮肤排出体外所引起的。

4. 舌苔的变化

辟谷初期，口腔内黏着性增高，照镜子看舌面可以看见黄色的舌苔，甚至有的人呈现黑色舌苔，10 天以内很少人能消除。若继续辟谷，舌苔便会变得清洁，这表示毒素正在排出，是身心的净化。

5. 排便与排尿的变化

辟谷期间大便次数减少，一般在辟谷开始的最初 1 ~ 4 天内排一次便，这种大便叫宿便，宿便的颜色一般是黑色或黑绿色或茶褐色，呈泥巴状（也有少数例外），这是正常现象。

6. "气冲病灶" 现象

辟谷期间少数人会出现 "气冲病灶" 现象，如乏力或容易疲惫等，这是身体自我修复的正常反应。我们已观察到的辟谷反应有以下几种。

（1）失眠现象：在辟谷过程中多数学员精神反而是振奋

的，睡眠时间缩短，睡眠质量较高，如婴儿般睡眠。有的人睡眠时间原来是 7～8 小时，辟谷过程中 3～4 小时就自然醒，会出现失眠现象。但失眠病人在辟谷期间睡眠时间会相对增加。

（2）呕吐或腹泻症状：一部分辟谷学员在辟谷过程中出现呕吐或腹泻现象，其中以消化系统疾病病人出现此现象较多，体内酸性物质越多，这种症状也就越明显，属于身体的排毒方式之一。

（3）发热、头痛症状：有些辟谷学员在辟谷期间出现发热、头痛及打喷嚏、流鼻涕等类似感冒的症状，这说明体内免疫力在逐步提升，是在和邪气斗争过程中出现的一系列反应。

（4）皮肤斑点、丘疹或斑瘀：这是身体在通过皮肤等向外释放毒素，不必担心，毒素排尽了，自然皮肤就好了。

（三）不宜辟谷的人群

辟谷虽然能有效地改善身体功能，祛除疾病，但是根据个人体质，有一些人群是不适宜进行辟谷的，主要有以下人群。

1. 急性病、活动性结核、各类癌症（早期、中期、晚期）、重度贫血、开放性手术不足六个月者。

2. 萎缩性胃炎、胃穿孔、胃出血（1 年以内）、严重胃溃疡并伴有出血症状者。

3. 危重病人：严重的心脏病（经过急救）、肾病、肝病、恶性肿瘤等。

4. 1 型糖尿病和连续注射胰岛素五年以上的糖尿病病人、十年以上的肾脏病且并发高血压者、强度的心脏瓣膜症病人、肺坏疽病人、体形瘦弱的糖尿病病人、体形偏瘦的慢性肝炎病人。

5. 孕妇、哺乳期与极度瘦弱者、完全失去听力和视力者。

6. 有过脏器移植手术者、内脏经常出血者、恶性病变晚期者。

7. 精神病、传染病、严重抑郁症、癔症、癫痫病病人等及生活不能自理者。

8. 年龄过大且体质不好（70岁以上）、过小（16岁以下）者。

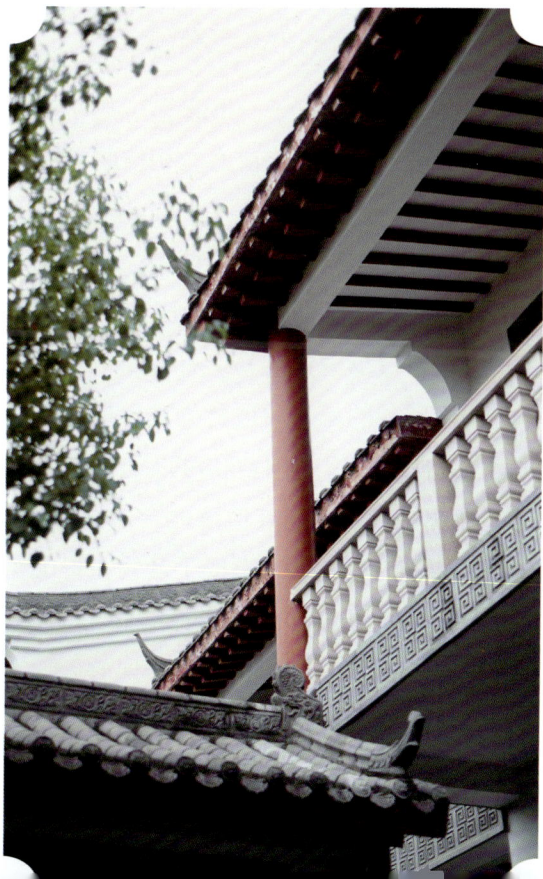

9. 近 20 天接种各类疫苗者。

10. 自身免疫系统疾病，如红斑狼疮、白血病、红细胞增多症、自身免疫性肝炎等医嘱坚决不能断药的。

11. 坚决排斥与非主动参加及家属强烈反对者。

12. 参加线上远程辅导者，要求会更加严格，请向健康顾问如实反馈年龄、身高、体重与病史等，便于顾问判断。

三、意念辟谷练习法

（一）辟谷前的准备工作

1. 心理上的准备——相信

实行辟谷先要下定决心，相信辟谷能有效改善身体的健康状况，有勇气敢于实践。合理的辟谷方法是辟谷成功的前提，只有"简单、相信、听话、照做"才能达到目的；相反，如果辟谷参与者自行其是或半途而废，一定不会达成想要的结果。

2. 逐渐减少进食

实行辟谷的第一阶段称为减食期，是辟谷的前奏，一般是3天。减食期不宜吃肉食和难以消化的食物，以蔬菜和流食为宜。流食和饮用水及其他液体会很快通过胃部，且容易消化；素食可促进胃肠蠕动，有助于食物在胃部畅通无阻，且素食可以裹挟肠毒，使排泄物粗大而柔软无臭味，从而不产生宿便。每期班上都会有一些学员在临开课前大吃大喝一顿，反倒增加了辟谷期间的不适感。

3. 适量饮水

喝矿泉水或白开水，而不是茶水或者其他功能饮料。喝水可以加快体内毒素的排出，但不宜过量饮用，否则会增加胃部的不适感，要顺其自然，渴了就喝，不渴不喝。同时，有些学员出于好奇或挑战的目的，尝试"辟水谷"，就是连水也不喝。目前没有任何证据表明这种方法对身体更加有益，所以我们绝不提倡。

4. 辟谷天数

不宜过于追求辟谷的频率和时间的长短，因为"凡事过犹不及"。一般认为，辟谷的天数主要与辟谷者的身体状况及所表现的症状有关，要量力而行。如果脾胃不好而较为瘦弱，那就辟谷 7 天；如果患有高血压、糖尿病等慢性疾病，则建议辟谷 14 天；如果需要减肥 15kg 以上，则需要辟谷 21 天或以上。

再次强调，自行辟谷有较大的危险性，我们认为是不可取的。采用全体集中辟谷的方式，有专业的医生或辟谷指导师指导，或者由专业人士远程指导居家辟谷，才能确保安全并且效果更好。

5. 戒掉烟酒和药物

有饮酒、抽烟习惯的人，在辟谷的前一周就应停止抽烟喝酒，即便做不到也要尽量减少。长期服药的人，除非有特殊症状必须依赖药物以外，在辟谷开始的第一天就应停止服药，以防药物干扰辟谷效果。

（二）辟谷期间注意事项

1. 辟谷期间不能整天卧床不起，可适当参加一些运动，例如早起对着太阳练习健身操,以提升阳气;傍晚则不适合运动,可以打坐(静坐),静坐以生阴。所谓一阴一阳之为道。

2. 辟谷期间保持心情愉悦,对日常生活中诸多烦心之事尽量回避,以免生气着急。如有音乐爱好,可听听音乐,对保持心情平静更有好处。

3. 辟谷时要尽量避免快速下蹲,下蹲后起立的动作应慢慢进行,睡在床上也不要急速起床,不适合参加太过剧烈的运动,禁止过夫妻生活。辟谷期间人的性欲一般会降低,故夫妻双方都参加辟谷更好。

4. 辟谷期间洗热水澡或泡澡容易造成虚脱,一般要禁止,可用冷水或温水擦身。

5. 辟谷后一般舌苔会变厚,口中有臭气,皮肤也会散发出酸臭味,小便变黄浑浊,无大便或大便拉稀或似酱油、柏油

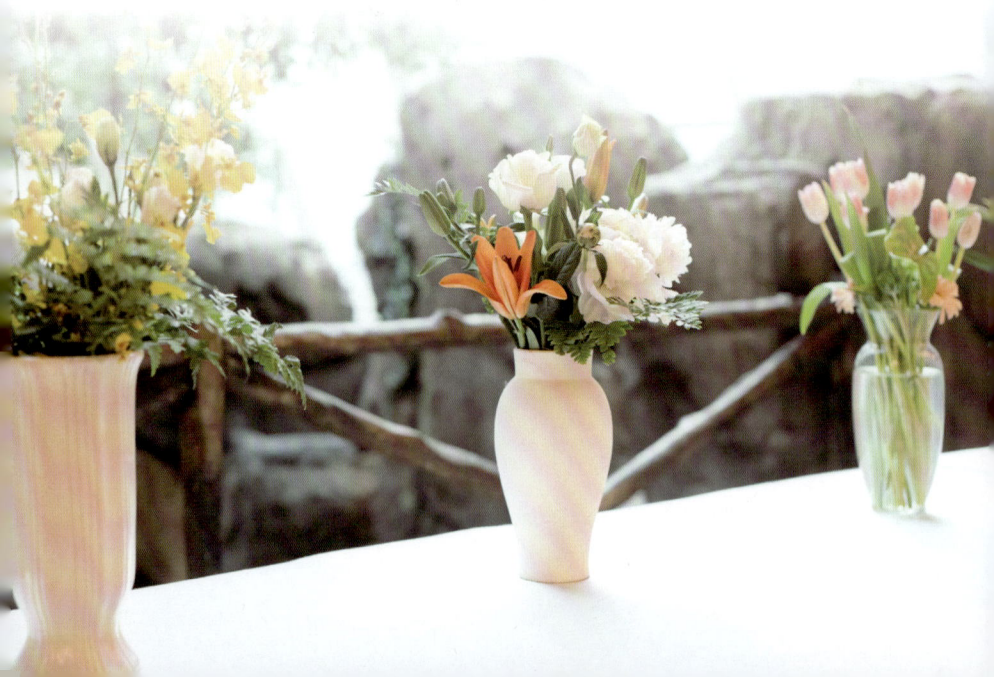

状，这些都是正常现象，是身上的毒素、病变细胞、堆积无用的沉淀物分解后从各种渠道排泄出来的正常反应。

6. 辟谷时会有"气冲病灶"的现象，这是正邪相斗的结果，使有的病症一时加重或把隐藏的老病激发出来。出现这种现象不要害怕，因为辟谷是泻有余而补不足，是排查病的过程，也是自身拔病的过程。在我开设的古法养生班里，许多事实说明，辟谷时出现"气冲病灶"的现象，身体反而好得更快。

（三）正常饮食恢复方法

经过一段时间的辟谷，体内毒素等获得有效的清理，不少人顽疾得以痊愈，此时人会自然恢复饮食欲望，辟谷过程即将结束，那么怎样恢复正常饮食呢？

如果复食不当，会使已取得的功效失去，甚至会损伤身体。因为消化系统经过一段时间休息，胃液等的分泌不会马上像平时一样，此时的胃就像婴儿的胃一般娇嫩，若吃过硬的食品，或过量的食物，或者难以消化的肉食，均会使胃受到伤害。再者，过早过多地摄入食物会使痊愈的疾病有复发之可能。有鉴于此，复食必须按正确程序进行。

为了恢复胃肠功能，在复食期一定要注意饮食，千万不可暴饮暴食，也不可随意进食，以免对胃肠造成伤害。复食期间严禁饮酒、饮茶以及食用干果、油腻食品、滋补食品、辛辣食物等一切不好消化的食物。

复食甚至可以说是整个辟谷过程中最为关键的步骤。无论你辟谷了多少天，哪怕是数月，也只能理解为成功了一半而已，而另一半就在于复食。因为复食不当而导致辟谷失败的案例屡见不鲜。

【举例】

5年前我有一位学员，是山西某大型国企的总经理，50多岁，常年忙碌的生活使他的身体出现了高血压和糖尿病症状，使用胰岛素已经有好几年了。第一次他辟谷14天，并严格遵守复食计划，于是胰岛素停止使用，所有指标均恢复正常。第二次他辟谷同样为14天，却不经意在复食的第一天吃了小半碗蒸豆角，当场胃痛到死去活来，被120急救车拉走，治疗了一天多才回家。后来我去太原，他请我吃饭，席间谈起这件事还心有余悸，原来"简单相信、听话照做"这八个字如此重要！

其实这是古代杀人手段之一，先给死囚足够的饥饿过程，再给他摆上一桌大鱼大肉，可以让他当场死亡！如果你这么做，跟自杀有什么区别？

无独有偶，新疆有位学员发生了类似的事情。在复食的第二天就和朋友去吃涮羊肉，同样是出现了剧烈胃痛，酒席散尽他还躺在地上，不敢有丝毫移动，原地休整了两个多小时才蹒跚离去。于是他在又一期的课堂上感慨并强烈呼吁：同学们千万别学我！复食步骤太重要了。

第三个案例是河南焦作的一位金融界领导。他经过7天的辟谷，检查脂肪肝消失，同时这位50多岁的骨质疏松者再次检查时显示骨密度38岁，由于不相信而换了一家医院再检，同样显示骨密度38岁，这让他欣喜若狂。而比较具有戏剧性的是，他在复食第一天的下午打电话给我时不停地呻吟，断断续续地告诉我，他中午吃了一些面条和两个煮鸡蛋，此刻已经疼了 3 个小时，接近崩溃，让我赶紧想想办法……虽然通过指导解除了危机，但我会经常用这个案例去警示更多的谷友。

谈到心病中的"贪"，有这么一位"传奇"的谷友，年龄不大而未老先衰，为减肥而来。第一次辟谷 14 天后开始复食，一碗面条让他在床上煎熬了一夜，本以为可以"痛定思痛"，没想到第二次辟谷 21 天之后，一碗豆腐脑又让他因急性胆囊炎而住院急救。疼痛缓解之后，他在医院打来的电话第一句就问：我现在能喝饮料不？实在让我哭笑不得。

复食是新习惯的养成和巩固，积习难改是养生路上最大的障碍，尤其是想要减肥的谷友，除了辟谷帮你短期减掉几十斤以外，复食之后每日减少一餐，或采用西方流行的"五二断食法"，就是每周断食两天的方法，可以帮助巩固减肥效果。有人问我辟谷减肥会反弹吗？答案是肯定的，不信你每天晚上吃一只烧鸡，两个猪蹄，再来三两白酒，坚持一个月试试？

复食体重若恢复 2.5kg 可视为正常，若超过 5kg 则认为是复食把控不好，不仅体重会恢复，很多消失的症状也会再来"拜访"你。除了忏悔，你唯一能做的就是再来辟谷，再次修炼这个复食的过程。

所以切记复食的重要性！总体原则是循序渐进，逐步复食，让肠胃逐步恢复正常功能，并养成和保持健康的饮食习惯。辟谷时间越长，则复食周期也应该适度延长。补充一句，体重与指标的反弹，要么检视自己生活方式的不合理，要么是辟谷时间过短，减重太少所致。

至于是否需要进食各种补品的问题，由于此时身体"虚不受补"，最起码在复食期间是不建议的。身体完全恢复到最佳状态大概需要 3 个月，这也和气功倡导的"百日筑基"不谋而合。如果你不能始终关爱自己，那就最起码在这 3 个月中好好善待自己吧！

四、意念辟谷常见问题答疑

Q1：什么是辟谷？为什么要辟谷？

答：辟谷是一种自古就有的道家养生术，需要在专业老师的指导下，科学地关闭后天摄食能量系统，开启人体先天潜在能量系统，以顺应身体变化，进行排毒、补气、调理、平衡的一个自身修复过程，同时调理身心，提高机体免疫力，达到养生防病的效果。

由于人体常年毒素堆积，五脏六腑常年又满负荷运转，再加上不好的生活习惯、饮食习惯及各种压力，导致人们过早地进入亚健康状态，甚至患上疾病。药品在治病的同时也给人体带来很多损伤，因此要进行辟谷排毒，目的是健康长寿。

Q2：辟谷为什么能排出体内毒素？

答：食物进入人体需要经过肠道，然后完成消化过程，最后将残渣排出体外。在食物的消化运动过程中，一部分残渣积聚在肠道的皱褶和沟回里，不能及时排出体外，长时间积累就会产生大量的毒素。随着时间的积累，毒素在人的肠道内积累，有的甚至几十年不能排出体外。这些毒素逐渐对人体的脏腑产生不良影响，从而造成人的疾病！辟谷通过不进五谷，使人的身体进入一个"只出不进"的优化状态，使整个消化系统也进入一个优化状态，进而使淤积在体内多年的毒素排出体外。

当然，排毒方式多种多样，口气、呕吐、流泪、体味等也是排毒的反应，包括诺贝尔奖得主大隅良典提出的自噬原理等。

Q3：人一天不吃饭胃就难受，连续一两个月不吃难道胃不会出问题吗？

答：蛇可以冬眠，几个月不吃不喝不排泄；熊可以冬眠，几个月不吃不喝不排泄；人类经过特殊辅导，也可以进入这种状态。

从古到今，很多修炼的人主动做到辟谷几十天，当今社会上也有一些可以辟谷几十天甚至更长时间的，这是一种"气足不思食"的特殊状态，肠胃进入休眠状态，自然不会有饥饿感。

Q4：辟谷后会不会产生厌食症？

答：不会。计划辟谷的时间到了，就可以主动进食，舌头上的味蕾经过长时间的休眠，会变得更为敏感，所以每到吃饭时间就发愁本身就是一种脾胃过劳的状态，这样的人更应该通过辟谷来改善。

道家的辟谷功原意是修道而非减肥，可是由于这种方法可以用来节食，对顽固性肥胖病人来说是一个减肥良策。如果辟谷仅仅是为了减肥，那一般人达到减肥目的后就没有必要再进行辟谷了。只要正确对待辟谷，从心里对辟谷有正确的了解，把它作为一种养生的方法，就不会产生厌食的不良反应。相反，盲目断食或节食是会有患厌食症风险的。

Q5：我想尝试辟谷，但没勇气。请问：坚持不到最后，还会有效果吗？

答：辟谷不是一个阶段的产物，是几千年来老祖宗留下的关于养生的方法，其中的奥秘和精华是不可能一下子说出来讲明白的。所以，辟谷需要一步一步慢慢来，由初级开始，慢慢走向成熟。

辟谷期间，在辟谷导师的指导下，是在轻松愉悦的状态下完成辟谷，不是硬性让你忍饥挨饿，痛苦万分。对辟谷有正确的认识，就不会出现坚持不了的现象。同时，胡耀中养生机构始终不变的承诺是饥饿难忍者可以退费离开，你唯一要做的就是给自己一个试一试的机会。

Q6：辟谷的时间长些好还是短些好？

答：辟谷的时间根据个人练功时间的长短、健康状况、心理状态的不同，长短也有差别，短则七八天，长则可达十几天、几十天，甚至更长时间。但第一次辟谷的时间不宜过长，要以安全为上，以自然为度，不可因急于治病或其他原因而过多延长时间，应循序渐进，不刻意追求时间的长短。以后可根据自身的情况变化做出相应调整。

Q7：辟谷是不是就是不吃饭？

答：辟谷≠不吃饭，不吃饭只是手段之一，还有心理调节等一系列方法，目的在于激发调动人体的潜在能量，更新人体的能量储备，使其保持于备用和可用状态，强化机体抵抗不良环境的能力。辟谷可以改善和平衡神经系统的功能，增强精力和活力，提高记忆力，加深理解力，培养忍耐力，增强自信心。

Q8：辟谷对哪些病症效果最好？

答：从实践中观察，辟谷对人体所患的绝大多数慢性疾病都有良好的效果，特别是对高血压、高血脂、脑血管硬化、心脏病、气管炎、肺气肿、糖尿病、肝炎、脂肪肝、老花眼、近视眼、类风湿、鼻窦炎、皮肤病、妇科病、肠胃病、肥胖症等，更具有特殊的疗效。上述问题经过辟谷，绝大部分都能取得明显的效果，甚至能痊愈。

其他效果较好的疾病还有帕金森病、抑郁症、前列腺肥大、不育等，不一而足。总之，由于酸性体质导致的一系列症状，都会因为体质的改善而改变。

Q9：辟谷期间可以吸烟吗？对戒烟有效果吗？

答：辟谷期间尽量不要抽烟，因为吸烟会引起胃酸分泌增加，可引发呕吐感，易引起头晕、乏力、头痛等症状。辟谷期间由

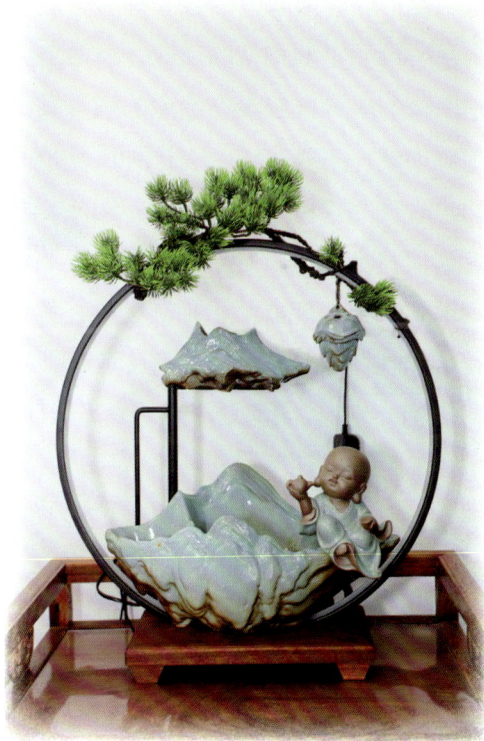

于特殊的环境或特殊心理，对烟的依赖程度会大大降低，有的人甚至在辟谷期间因为不吸烟，就在无形中把烟戒掉了，这都是很正常的。

人对于烟的依赖很大程度上与其说是身体上的依赖，不如说是精神上的依赖。辟谷期间，大部分时间与精力放在辟谷上面，这就无形中减少了烟在人的意识中产生作用的可能性；而且由于辟谷期间人不食五谷，身体的各大系统也得到了很好的调整，体内毒素排出体外，身体也在很大程度上配合了戒烟。因此，辟谷期间戒烟概率很大。

Q10：辟谷期间"气冲病灶"是怎么回事？

答：辟谷期间大多数人都有"气冲病灶"的反应，这是中医学所讲的正邪相搏的反应，表面上会有疾病加重的现象，或把隐藏的病、曾经没有治愈的病激发出来。出现这种现象时要正确理解，不要害怕，有这种反应是身体好、气感强、祛病快的表现。"气冲病灶"的现象有的人明显，有的人不明显，之后病情将会进一步好转或痊愈。当然，辟谷指导师也会及时根据辟谷出现的现象给予指导，辟谷者也要随时把自己的情况反映给辟谷指导师，以便正确及时处理。

Q11：辟谷期间最严重的会出现什么现象？

答：辟谷期间由于不进五谷，身体需要一个适应阶段，会表现出一些不适症状。例如身体内部常有一种无法名状的不适，表现为浑身无力或四肢乏力、中气不足、迷糊昏沉，偶尔有眼花或头晕感，个别人还会出现眼前突然发黑等现象。

这段时间还会因为毒素的外排而表现为气色不佳，脸色灰暗或脸色青淡无血色，身上带有异味，口中常常发干、发臭或发苦（这种现象夏天特别明显），小便常短少、发黄甚至发赤，大便稀溏或没有。冬天则会出现手脚发凉甚至冰凉，以及身体怕冷等现象。但这些都是短暂的，一旦适应了辟谷的状态，身体会越发轻松，越发舒适。

Q12：辟谷可不可以自己在家操作？

答：强烈建议不要自己在家进行辟谷！

如同两个游泳的人，一个有教练，一个没有，结果会大大不同。有教练的人因为有专业的指导，可以少走弯路，避免危险，技能往往可以突飞猛进；而自学的那个人常常会因为喝了不少水导致半途而废，甚至有生命危险。虽然这并不是完全贴切的类比，但是我还是要告诫各位，一定要敬畏专业，毕竟专业的事要交给专业的人去做。

Q13：辟谷可以排毒美容养颜吗？

答：辟谷之所以能够养生美容减肥，清除体内的毒素，使代谢功能旺盛正常，是因为燃烧了多余的脂肪和毒素，清洁了血液，吸收了自然能量和清气。辟谷不仅可以使胖人变瘦，也可以使瘦人变胖，起到双向调节作用。辟谷可以消耗人体多余的脂肪，有利于体内废物的排出，可以净化血液、畅通血管，因而可使全身脏腑、皮肤、毛发获得滋养，从而让皮肤变得光泽润洁、细腻年轻。所以辟谷后可见脸上皱纹减少，雀斑变淡，脸色白净细嫩，双目有神。

Q14：辟谷可以减肥吗？原理是什么？

答：辟谷养生之所以能减肥，主要是人体进入辟谷状态后为了维持人体正常消耗，保住生命，就得消耗体内储存的营养。机体先消耗糖类、脂肪；再消耗弱化或病变的蛋白质，如

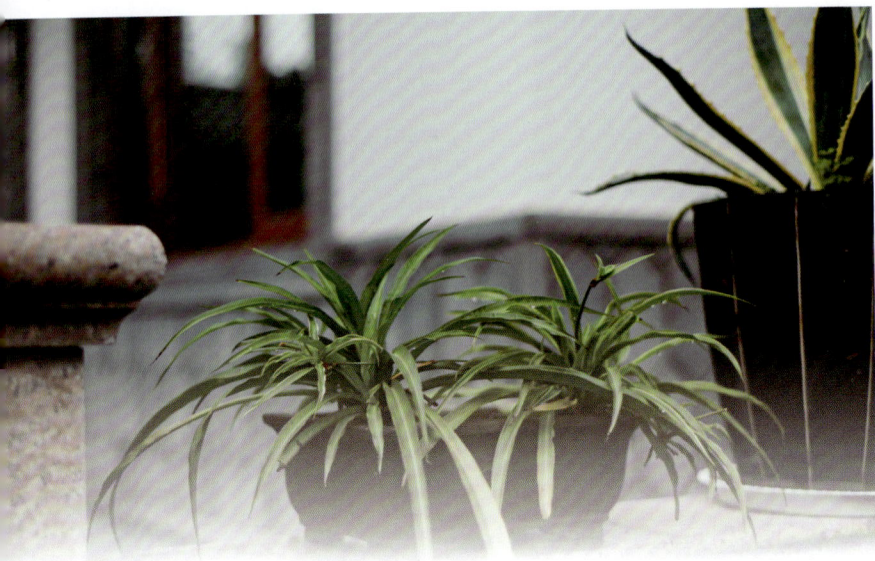

肿瘤、息肉、病变细胞等；接着再消耗全身各种管道尤其是血管里附着的废物及血液中的凝块和污浊物。这就是辟谷能减肥及防病治病的原理。

Q15：为什么辟谷能提升性功能？

答：许多男性辟谷爱好者体验辟谷之后说：辟谷真好啊！之前的难言之隐，真的是"一辟了之"了。在营养成分充足时，功能不健全或衰老的细胞不会立即死亡而再被溶解清除，但是在辟谷的情况下，由于营养物质的缺乏，功能不健全或衰老的细胞就会率先死亡而被溶解。当再进食时，免疫器官又可进行部分的细胞重建更新，提高了免疫器官乃至免疫系统的整体功能，从而可解除免疫复合物对关节滑膜的危害。在辟谷期间，由于通过静动功法的训练和提肛收腹训练，可以让下体周围肌肉收缩功能增强，并增强局部血液循环以及血管的扩张、充血，促进盆腔、生殖器部位的血液充盈，从而达到增强性功能的作用。

思考：为什么许多动物在冬眠之后交配繁殖？

Q16：一般辟谷的时间期限是多少天？

答：辟谷按照时间分类有短期辟谷、中期辟谷、长期辟谷和超长期辟谷。

时间为1周的辟谷属短期辟谷，1周以上至3周以下的辟谷属中期辟谷，3～5周的辟谷属长期辟谷，5周以上的属超长期辟谷。3天以内的辟谷（按标准应称为断食）对排出毒素虽有效果，但不明显；经过7天的辟谷，有些疾病可收到明显的疗效，甚至痊愈；但大多数疾病需要经过一个中期辟谷才能取得较理想的效果。

Q17：辟谷期间会影响正常的工作和生活吗？

答：辟谷期间不建议过度忙碌，尤其是从事重体力的工作。当然，当身体进入了状态以后，只要不做太耗心力和体力的事情，可以正常工作、正常生活，开车、开会、散步都与平时差别不大，只是节奏宜缓不宜急。

Q18：辟谷排毒后毒素会再生吗？

答：会的。辟谷排毒后，由于人在正常的状态下吃饭、作息，毒素还会再生。但由于辟谷期间身体已经得到调整，所以相对于以前，毒素对身体的不良影响也会有所降低，而且辟谷结束后可以自己有意识地运用辟谷中的一些技巧和方法去进行自我调节，使毒素再生的速度降低，同时加快其排出的速度。所以辟谷后毒素再生并不可怕，坚持辟谷养生的一些技巧，经常保持体内的清洁与畅通，才是终极解决方案，不要期望一次辟谷而一劳永逸。

Q19：辟谷时间是不是越长越好？

答：辟谷是一种不进五谷而调节身心的特异状态，时间长短应根据每个人的具体情况而定，尤其是与一个人的身体健康状况、心理素质以及练功基础等密切相关，时间适当长一点对身体是有好处的，但并不是越长越好，当真正的饥饿感出现则应自然复食，不可刻意延长。

Q20：辟谷结束恢复正常饮食后，体重会不会重新上升？

答：辟谷恢复饮食后，体重一般均有不同程度的回升，但多余的物质分解以后则不会回到原来的状况，尤其是经过几次辟谷以后，往往都能达到自己较为满意的体形和体重。但切忌饮食不加节制，这样对于减肥和健康都没有好处。当然，辟谷以后人对食物的选择会因身体状况的改变而进行自动调节，大多会趋向于食用素食和清淡的食品，多次辟谷之后这种改变尤为明显。

Q21：辟谷的时候感觉冷是怎么回事？

答：说明你身体的阳气还没有苏醒。一般人不吃身体就没有热量的来源，当阳气还没苏醒的时候就会觉得冷。不吃就是为了让身体的阳气苏醒，阳气苏醒了，自然就不会冷了。辟谷时出现感觉冷的反应要放松，要把它当作正常现象来看，要相信："我就是一块电池，已经充了几个月的电，现在不需要再充了，应该把电源拔掉，使用已经蓄满的电。"当你从心里接受了这个理念，就不会再有辟谷会营养不良、把身体弄坏的错误想法。

相反，辟谷之后的基础体温是可以回升的。日本医学博士石原结实在《体温决定健康》一书中明确指出，断食是提升基础体温的最佳方法之一，而较高的基础体温也是保持身体健康的前提。

Q22：辟谷期间为什么不能用化妆品？

答：因为辟谷期间身体尤其是皮肤正在排解毒素和代谢的废物，而且辟谷过程中运用特殊的方法，身体会通过毛孔吸收空气和自然界的能量，因此辟谷期间建议不要用化妆品，以免堵塞毛孔。辟谷期间要尽量多喝白开水，多晒太阳，多打坐，还应该适当地活动或运动，让身体稍稍出点汗。一定要明白，今天不够美，是为了让健康之后的我变得更美。

Q23：每年应该辟谷几次？什么时间最好？

答：每年最好辟谷 2 ~ 3 次。按自然之道来说冬天辟谷最好，因为到了立冬，大地的阳气开始往下沉，万物开始内敛，此时开始辟谷最适宜。但现代人生活节奏快，时间很难随时协调，再加上冬季会增加寒冷的感觉，因此我们在辟谷的时间上就没有过多的要求，只要掌握这项技能，随时可以进入状态。

Q24：辟谷期间有时感到口渴是怎么回事？

答：辟谷期间由于断绝了食物来源，体内有一个重新调节的过程，在此过程中有时因对水分的需求较大（尤其是夏天，汗液蒸发特别快），因此会感到口渴。但一般肾气充足者不会有这种情况，相反，辟谷期间津液会特别多。若辟谷期间出现口渴，可多饮慢饮淡盐水，有助于体内的宿便、垃圾得以清理排出，更好地恢复身体的各种功能。

Q25：复食后，指标已显示正常的糖尿病和高血压等会不会重新回升？

答：通过辟谷，糖尿病、高血压病人的病情会明显减轻，指标也常常可以很快趋于正常，如血压降低至正常、血糖水平恢复正常等。但由于病人本身的病因和病情不同，在恢复饮食以后，有些人可能出现指标回升现象，这时只要再通过 2 ～ 3 次的辟谷，一般都可以消除。

Q26：辟谷期间为什么会感觉嘴里特别没味或者很苦？

答：辟谷期间嘴里感觉没有味道是让人难受之处，因为辟谷期间全身都在向外排毒，辟谷前期还可能会感觉嘴里发干、发苦、发涩，这些都是排毒的反应。您平时可多观察一下自己的舌苔，在排毒过程中舌苔会很白、很厚；随着后期体内毒素的慢慢排出，舌苔的颜色会变淡、变薄，那就说明基本上已经到了排毒的末期。有的学员排毒现象很明显，吐出来的痰干了之后就不会消失，这个不用太担心，是正常现象。有些谷友尝试用刷牙的方法来解决，实践证明没有什么效果。也不可以用嚼口香糖等办法，这会增加肠胃不适的感觉。好好体会这种"索然无味"的感觉吧，它会让你未来找回更多幸福的感觉。

Q27：为什么辟谷最少需要 7 天或者 7 天的倍数？

答：实践证明，一般人辟谷到第 4 ～ 5 天仍然有大便排出，到第 7 天时宿便就会被彻底排净，排出量多者可达到 1800mL，少则 360mL。宿便的清除使消化系统的吸收效率空前提高，营养吸收良好，疾病自然会减少。

《易经》中说："反复其道，七日来复。"所以"七"这个数是周而复始之数。"七"在八卦中又属艮卦，艮为止，表明一个事物已运行了一个周期，所以中医开药时常用"七"这个数，如汤药常开七剂等。可见一周七日并非传自西方，《易经》里早有这个周"七"之数。这就是为什么辟谷一般要坚持七天的道理。

Q28：辟谷前都有哪些准备事项？

答：辟谷前要做如下准备：

做好辟谷的思想准备，实施辟谷者必须要消除心理障碍，坚信辟谷对人体有益无害，要建立起积极快乐的心态。

要有明确的辟谷目的。辟谷的目的是调病、养生、开发潜能、禅修，必须在完全理解、心甘情愿的状态下进行。

提前 3 天开始素食和逐步减食，可以有效地减少辟谷初期的不适应感。

Q29：辟谷时能不能练其他功法？

答：辟谷与其他功法并不发生矛盾，许多功法练到一定程度都要出现辟谷现象，因而辟谷时可以练其他功法，其他功法的练功者也可以进行辟谷。

Q30：女性经期可不可以进行辟谷？

答：经期是女性特有的生理现象，在辟谷期间遇到这种情况一般影响不大，可以继续辟谷；但辟谷期间身体状况变化特别大的朋友，可根据具体情况做相应的调节。

Q31：我有低血糖，吃饭稍微晚一点就会头晕，可以辟谷吗？

答：可以，但必须在专业人士指导下进行。每期我们辟谷班都会有几位低血糖学员，通过辟谷之后，晚餐不吃也不再头晕了。

Q32：辟谷期间为什么建议停止一般药物的服用？

答：为什么现代医学越发达，人们的病症却越难治疗？医学专家给出的结论是：过度依赖医生与药物，让我们身体的自愈力成了"软脚蟹"，人体的免疫系统在外力的干扰下"门户洞开"。求医用药虽然是治疗很多疾病的必要手段，但我们可以把它看作为自愈力发挥作用创造条件、争取时间，疾病的痊愈归根结底还是要靠人体自愈力，日常保健更要靠自愈力。我们必须正确认识自愈力这位"神医"，学会顺应"它"的健康指令，利用好"它"的天然药田，才不会失去健康这一最宝贵的财富。而辟谷就是通过不吃药、不打针、不动手术、不吃饭的特殊方式来激发人体的自愈功能，从而达到祛病的效果。

第四章

辟谷学员案例分享

为了让更多人对意念辟谷效果有深刻的了解，我们在数万名学员当中采集了部分案例，这些案例在不同的领域具备一定的代表性，由于涉及个人隐私，我们在得到本人授权的情况下公布照片；而由于种种原因未能得到授权的案例，我们将会隐去本人照片或以我们的学员集体合影代替。

我们先来分享一下重庆学员的好文推荐。

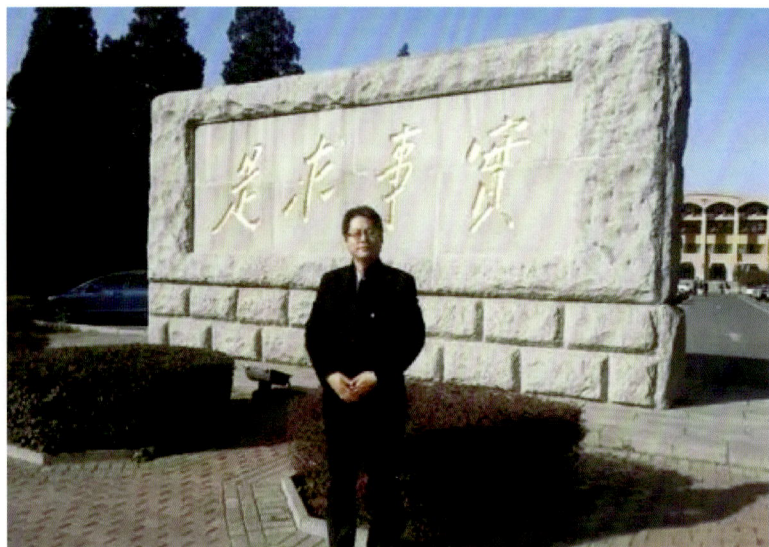

我短暂的辟谷经历和体会

2015 年，对我来说注定是可以载入史册的一年，因为在偶然的机会里我接触到了辟谷——从此我的人生将注定步入一个崭新的阶段。

我叫赵书涛，是中国建筑企业的一名中高级管理人员，今年44岁。22年前的6月我大学毕业，结束了学习生活后参加工作，开始走进完全不同的人生阶段。神奇的是，22年后的6月我迎来了人生的又一次蜕变，对我个人而言具有划时代和里程碑的意义。

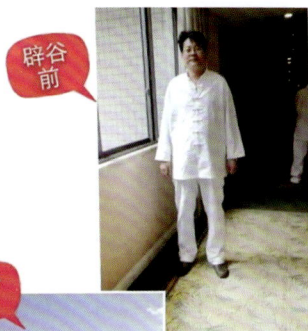

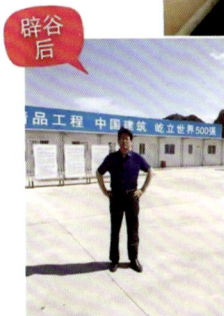

1. 我为什么选择辟谷？

其实很简单，让各种疾病折磨的！多年的工作经历使我由一名青涩少年成长为经验丰富的企业管理者，同时也给我留下了一系列的"职业财富"。

★体重由大学毕业时的64kg增长到96.5kg，自1998年开始尝试了中外各种减肥方式。

★血压增长到140/100mmHg。在2007年发现后开始吃降压药，辟谷前服用的是马来酸依那普利和施慧达。

★血糖增加到8～9mmol/L（服药后空腹血糖值）。2009年之前我一直是低血糖的表现，发现血糖值变高时为8.5mmol/L，从此开始吃药打针的历程，2013年达到空腹血糖15.7mmol/L时不得不住院1个月。辟谷前我每天早上要注射利拉鲁肽1.8mg，晚上要用地特胰岛素注射液16单位，每天服用格华止3次，还要喝中药颗粒冲剂。

★ 血脂 4.81mmol/L。2009 年刚发现的时候血脂为 9.17mmol/L，之后一直服用力平之非诺贝特控制。

★ 心动过速，伴随偶尔心绞痛，心率一般为每分钟 100～110 次。平时服用丹参丸，随身携带速效救心丸和硝酸甘油片。

★ 反流性食管炎，有烧心症状，一般随身携带盐酸雷尼替丁。

★ 脂肪肝，2003 年发现，当时为中重度。

★ 左肾囊肿，2015 年 5 月体检时发现。

★ 脊椎变形，带来了一系列病变。

长期服药让我生活很不方便，走到哪里都要随身携带一个小药箱，各种药品、用品一应俱全，对需要经常出差的我来说非常麻烦。关于我的病情，医生给出的建议是终身服药！我又开始发愁，各种药品对于肝肾的损伤怎么办？再吃保肝、护肾的药？

未来，仿佛一眼就看到底了，可这不是我想要的生活，怎么办？

非常偶然的机会，一位重庆的朋友郑总介绍说他们那里有辟谷班，让我和他一起参加，据说对糖尿病很有效。关于辟谷，我原来在很多书籍中看到过这个词，但

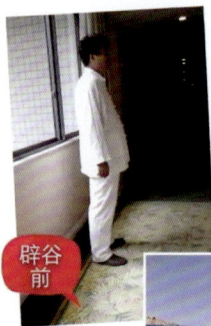

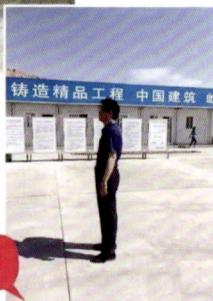

辟谷前

辟谷后

不知道怎么操作。抱着试试看的心态，我安排好工作事宜，按时飞到重庆参加了第五期"鹰王重生辟谷养生特训营"。

2. 辟谷后的效果

我于6月12日参加特训营开始辟谷，7月3日复食，体重降为79kg（到8月30日为82kg），血压110/75mmHg［目前基本维持在（115～120）/（75～85）mmHg］，血糖6.7mmol/L（7月10日降为5.2mmol/L，连续一周在6mmol/L以下，目前基本稳定在6.7～7.5mmol/L），脉搏维持在每分钟80～90次，8月5日体检甘油三酯为2.45mmol/L，脂肪肝、左肾囊肿消失，彩超显示肝、胆、脾、肾、胰腺均为正常声像图。

你能想象我拿到这些结果时是怎样愉悦的心情吗？真的就是"鹰王重生"的感觉啊！而且自6月12日以来我没有再用过上述所有药物和针剂。

3. 我是怎样辟谷的？

其实非常简单，我是6月11日飞到重庆，当天郑总接待我，一起去吃的火锅。吃饭时我们还在说：明天要进班了，听说三天不让吃饭，今晚要多吃点儿，估计怎么也能扛下来。怎么也没有想到，我竟然是在7月3日才又喝到小米汤，中间喝了21天的白开水。

三天培训结束后，我于当晚飞回北京，第二天坐动车到太原，两天后开车到内蒙古阿拉善盟一个高速公路项目蹲点，其间进行了巡视、开会、谈判，各种工作、生活均正常进行，没有喝过一次蜂蜜水或者淡盐水，直至21天结束开始复食。

4. 关于辟谷的体会

可以说我是在懵懵懂懂中完成辟谷的，但却收到了神奇的效果，最大的体会是——信是"道"，其他都是"术"。

开班前，客服小姐电话询问了我的情况并发来一条短信，其中印象最为深刻的一句话就是：相信，相信的力量！对我影响颇为巨大。回忆起来现在觉得，道心坚定是我顺利完成辟谷、取得神奇效果的根本因素。我没有犹豫不定、左右摇摆，以往的知识和经历告诉我，这是一种古老而神奇的方法，肯定能够对我的病情起到很好的调理作用，迟迟疑疑、嘴上说相信却心里打鼓肯定会影响最终的效果。"既然选择了远方，便只顾风雨兼程！"虽然当时没有亲身经历，但很多老学员现身说法，他们亲身经历并取得了神奇效果，我有什么理由不相信呢？作为生活中比较优秀的一员，别人能够做到的事情，我有什么理由做不到呢？于是在老师介绍完情况并让我们自己选择辟谷时间的时候，我毅然决然、义无反顾地选择了21天并坚定、愉快地完成了这段历程。

道心坚定是我顺利完成的根本因素；同时，"术"的作用也绝不可忽视。老师教授了很多方法和细节，我在做到"相信"的同时也做到了"听话"。比如每天做两遍益智健身操，有时候虽然身体会发虚，也要坚定地做完；其间我

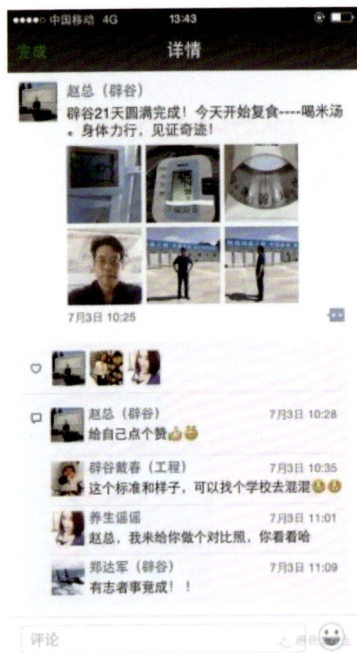

保持了与其他学员的充分交流，很快掌握了辟谷的要领，如动作要到位，要舒缓，意识要跟上动作，每天做操要在太阳升起到落下期间完成，以充分汲取太阳的能量，提升阳气，等等；还比如不能太累，早睡早起以充分休息，合适的时候静心打坐冥想……总之，其实可以归结为一句话——老师的方法很多，总有几款适合我们自己，听话、执行、到位就好了。

5. 辟谷注意事项

完成辟谷的过程当然是不容易的，需要注意几个方面的问题。

一是要有事情做，但不能累着。我每天正常工作、生活，既把它当成个事，又不当成个事，认真完成既定目标的同时，不是说因为辟谷就谁都不接触，这还是个红尘练心的过程，要渗透到日常生活中去，在不累着的前提下忙忙碌碌，每天都有很多正事要做。实际上这是让心灵充实，不至于心里寂寞而胡思乱想。

二是要想得开、放得下面子。原来每天的生活呼朋唤友、觥筹交错，别人请我吃饭喝酒、我请别人唱歌跳舞的事情很多，既然选择给自己一个机会调理身体、调整生活，那就得放下各种虚荣和所谓的面子，不参加和少参加各种应酬，非参加不可的就在事前说明情况，以取得谅解和支持。要知道，没有非喝不可的酒。大家现在都很重视健康问题，说出来别人是会理解的。如果有人不理解，非得要大吃大喝才行，这样的朋友也不是真正的朋友，这样的合作伙伴不合作也就罢了。要知道，身体才是我们革命的本钱啊！

三是要经得起关怀。辟谷这件事一般人其实是不理解的，或者是说不明白的，在这个过程中要注意的一件事就是家人的关怀，他们以自己的认知去理解，以大众化的眼光去看待，经常怕你出问题而劝你"少吃点东西""吃点蔬菜水果没问题吧""喝点汤或者什么粉之类的没事吧"。这是真正自己人真诚的关怀，要充分理解，耐心说明，不能着急，更不能发火。你可以这样理解：我正在从事一项先行者的工作，我发现了一条神奇的道路，找到了一个保证身体健康的好方法，我自己身体力行，在我取得效果的同时，我还能带给家人和朋友一片崭新而广阔的天地，指引他们后期健康的人生，我们是伟大的先行者。

6. 复食很重要

做什么事情都需要不断地体会、总结、提高。老师给了我们一个指导性的复食计划，我在辟谷后期就开始广泛收集信息，制订自己的复食计划了。在体会和总结的基础上，我制订的计划是用 11 天的时间完成复食：第一天、第二天喝米汤，第三天、第四天喝蔬菜汤，然后再按照复食食谱往后进行。实际操作中我及时调整了自己的计划，第四天晚上我觉得依然对主食没什么欲望，本着"听从身体的召唤"这一原则，我决定第五天依然继续喝蔬菜汤，一直到自己想吃的时候再吃，结果一下子喝了 15 天的蔬菜汤（第 11 天开始在家里人的逼迫下加入了几根面条），现在我的胃及整个消化系统功能调理得很好，鸡、鸭、鱼、肉什么都可以吃（当然也不能多吃），坚定地保持每周断食一天的习惯，保持"早上八九分饱、中午六七分饱、晚上四五分饱，晚上尽量不吃肉不喝酒"的饮食习惯。我还没能做到不吃晚饭，很多优秀的同修们已经可以做到了。偶尔还是有一些实在推不掉的应酬，那么第二天我就煮一锅美味的蔬菜汤把肠胃"清理清理、熨帖熨帖"，不给肠胃留出"垃圾"存留的空间和机会。

7. 很多人不做辟谷，在纠结什么？

虽然我自己辟谷取得了很好的效果，周围一些人也眼见为实，但依然自己不做，这是为什么呢？我的体会是他们心里有纠结，主要集中在以下几个方面。

一是不自信。很多人一听 21 天不吃饭，首先被吓坏了，这件事超出了他们以往的认知，是他们所不了解的一个新的世界，对"新事物"的接受能力让大多数人望而却步，很多人的理念依然停留在"人是铁，饭是钢，一顿不吃饿得慌"的阶段，他们认为自己不能像我一样有毅力，自己做不到，实际上就是不了解、不自信。

二是时间问题。很多人都说很忙、没时间，实际上是心理上不自信的延续，是认知不到位的表现。他们没有认识到在这个世界上只有自己的身体是最重要的，只有自己身体健康，才能更好地工作，提高工作效率，为企业带来更大的收益；才能真正照顾好家人，而不是给他们添麻烦，让他们担心；才能和朋友们更长久地相聚，而不是中途就分手……其实辟谷只需要 3 ～ 4 天的时间进行培训，其他时间都是自己安排，基本不影响正常的工作和生活。另外，老师们安排培训的时间一般都会选择一个周末，只需要请假 1 ～ 2 天或者利用好年假就可以了。时间是问题吗？根本不是，归根结底是思想问题。

三是地点问题。很多人纠结——为什么不在我家门口办班呢？我认为其实还是没想通。如果认识到了自己身体健康的重要性，哪里不是天堂？以目前我们的交通便利条件来说，中国范围内任何地方，最远坐飞机一般也不会超过 4 个小时。地点是问题吗？根本不是，是认识问题。

四是钱的问题。很多人很纠结，问我能不能教他们，这样就能省点培训费了。我说目前我还没有做培训的能力，也绝不主张自己在家就随意辟谷，这毕竟还是有一定技术含量的。我们每个人只能挣自己能挣的钱，老师们给你培训，正常收费，没有推销乱七八糟的东西，对别人的劳动付出你不应该支付报酬吗？还有人说培训费太贵，能不能便宜一点。难道你觉得自己的身体健康都不值这点培训费吗？健康出了问题，你到医院一趟是不是就要上千块，住一次医院是不是就要一两万，还得找熟人，否则都住不进去，那不是钱吗？我辟谷前每月的药费都在四五千元，到目前为止 3 个月不吃药了，已经快够培训费了，而且肯定没有损伤肝肾的问题，想想还不够划算吗？

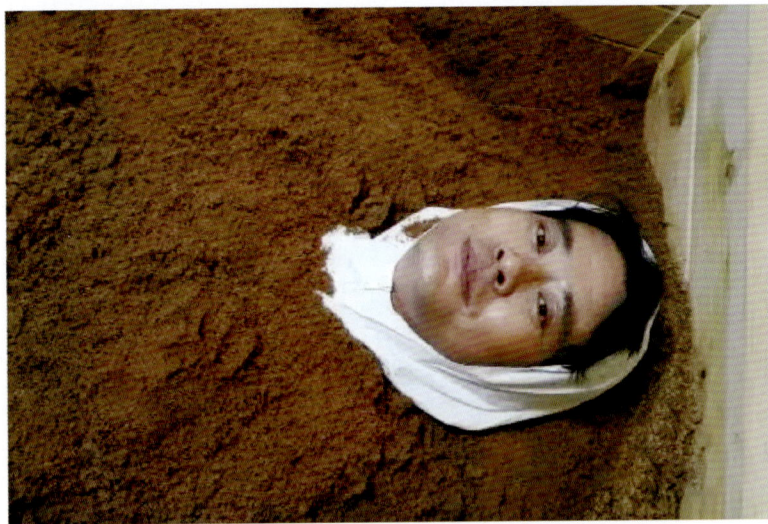

　　我理解了老师说的，对我们来说最大的开支其实不是培训费，而是换衣服。我辟谷、复食以后，原来的衣服、鞋子基本上都要换掉了，第一次采购内衣、夏装、皮鞋就花费了好几千，还不算以后的春秋装、冬装。这才是一大笔开支啊！但是值得，让我们的身材和神采都恢复到了 20 年前，而且心情愉悦，因为以前穿不下的衣服现在又可以穿了。

8. 辟谷不是万能的，养生需要综合调理

　　辟谷能够治疗多种疾病，尤其是目前对西医来说属于顽症的高血压、糖尿病、痛风……还能够消除体内囊肿和肿瘤，其作用机理、理论来源有很多文章阐述。但是，辟谷毕竟不是仙丹，我们要想达到真正的养生目的，仅仅依靠辟谷是远远不够的。参加辟谷训练给我最大的收获应该是思想上的转变，也就是老师们常说的"调心为上"，认识到自己身体健康对个人、家庭、家族、朋友圈乃至种族的重要意义。从我做起，从现在做起，逐步改善自身，影响周围，从而达到"练心、修身、齐家、治国、平天下"的终极目标。

　　个人理解，辟谷主要是唤醒身体潜意识和潜能力，就像电脑系统出现紊乱之后我们重启开机一样，如同让人获得重生的机会。但辟谷主要还是针对人体的五脏六腑进行调理，其他方面比如脊椎变形错位、经络不通、风寒湿气侵袭等，也不能全部奏效或者效果俱佳，需要结合其他养生方式综合调理，才能达到更好的效果。思想观念改变以后，我也开始注意收集相关信息和资料，结合老师传授的知识，自己在日常生活中逐渐调整摸索出以下一些做法。

　　（1）疏通经络：老师传授有真气运行法和拍打拉筋法，可

惜我没学会，很惭愧！只能找真正懂得中医按摩的师傅进行被动的拍打拉筋、疏通经络；如果有条件，结合拉筋床训练应该是不错的选择。

（2）整脊：长期不良生活习惯令我的脊柱出现了很多变形、错位、紊乱，我的方法就是找人进行整脊按摩，把各关节复位；同时尽量调整生活中的不良习惯，尽量不长期斜坐，争取能够坐如钟、立如松，绝不跷二郎腿；抽时间进行适当的体育锻炼，目前坚持做益智健生操……

我后来采纳了一种酵素浴驱除寒湿气的方法，通过排汗打通这一类型的排泄通道，从而逐步排除寒湿气；同时，我在车里和家里、办公室绝不再吹空调，让自己的身体去感觉环境、适应环境。

另外我还早睡早起，让身体的运行规律更加契合天地运行规律，不逆天行事；清淡饮食，少食肉类，每周断食一天，保持体内不存储"垃圾"；经常喝蔬菜汤，各种蔬菜煮制后食用，不让身体缺乏维生素和必要的营养……

坚决不再吃西药，坚持用中国传统文化知识强身健体。

不再为工作、生活中的小事斤斤计较，不轻易生气——气大伤肝。

其实很多东西我还不知道、不了解，但我在逐渐学习；很多东西我还做不到说的那么好，但我已经认识到了，也在尝试调整和改变，那是我们的努力方向。

希望我能做好一名辟谷训练的体证者、辟谷知识的传播者、中华民族优秀传统文化的继承者，虽然我做的还远远不够，但我在奋然前行。

把自己浅薄的体会和感想说出来，希望能够对后来的参与者有哪怕一点点的启发，也是为传统文化传承、为促进朋友们强身健体奉献微薄之力吧。

小小地骄傲一下下！

2015 年 9 月 3 日

一、肥胖、三高、脂肪肝及代谢性疾病的调理

例一：改善肥胖、高血压、静脉曲张、脚臭

辟谷前体重：121kg，辟谷后体重：98kg。

辟谷前血压：180/110mmHg，辟谷后血压：128/86mmHg。

在辟谷期间，整个人感觉特别轻松，特别舒服，我还每天搬水果，像有使不完的劲一样。

这次辟谷，我的收获也是很多的，以前我有静脉曲张，这次辟谷完以后改善得特别好，痔疮也得到了改善，脚也不臭了，一个礼拜不洗脚都不会臭，这次体重也减了 23kg，等 10 月左右我要再回家辟谷，到时候带两个同伴过去，把这份健康传播出去。

真心感谢胡耀中老师和耀中堂所有老师，给我一个健康的身体和健康的知识！

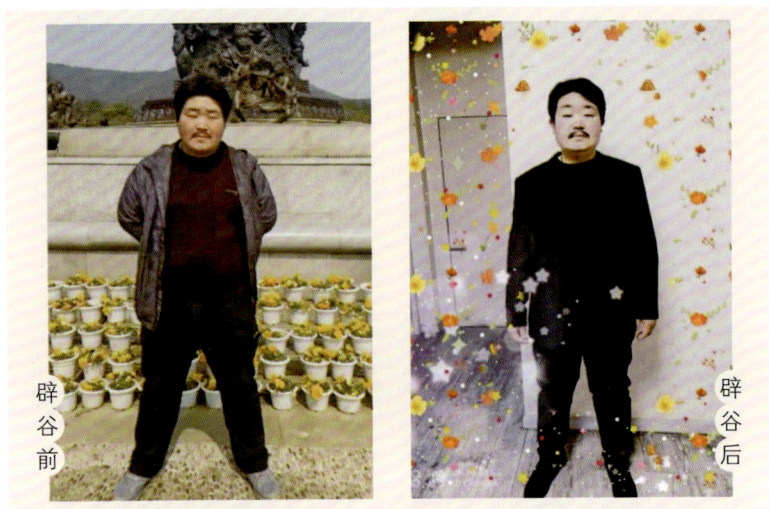

辟谷前

辟谷后

例二：减重 17.5kg，甲减断药，水肿消失

17 岁的时候，我做过甲亢的手术，以为做完手术就没事儿了。一直到去年 10 月，生了一场大气之后，睡觉不好，各种腰疼腿疼的症状就全来了，全身浮肿得非常厉害，腿上一按一个坑儿。

肿了两个月，我也实在是没劲儿走路了，嗓子里还有异物，说话也不是很清晰，沙哑的感觉。去了医院，结果断定我得了甲减，医生告诉我，这一辈子都断不了优甲乐了。

但是我是一个有信仰的人，我就想找一种方法，能让我改变一下，把药给扔了。我开始慢慢试着改变自己的脾气、秉性等，后来就遇到了辟谷。

第一次辟谷是在附近按摩店，感觉他们很不专业，辟谷 1 周以后我就在网上找到了胡耀中老师的课程，辟谷 21 天之后全身浮肿确实下去了，第一次辟谷 28 天，体重从 88.5kg，减到了 71kg，减掉了 17.5kg。之后参加了胡耀中老师的辟谷养生班两次，又辟谷了两次。

从第一次辟谷一直到现在，我没有吃过一片优甲乐，而且那些症状全部都消失了，我是一个非常爱美的人，就是原来那种样子，我真的是接受不了自己，但是又没办法左右，所以说辟谷真的是一次又一次地给了我信心。

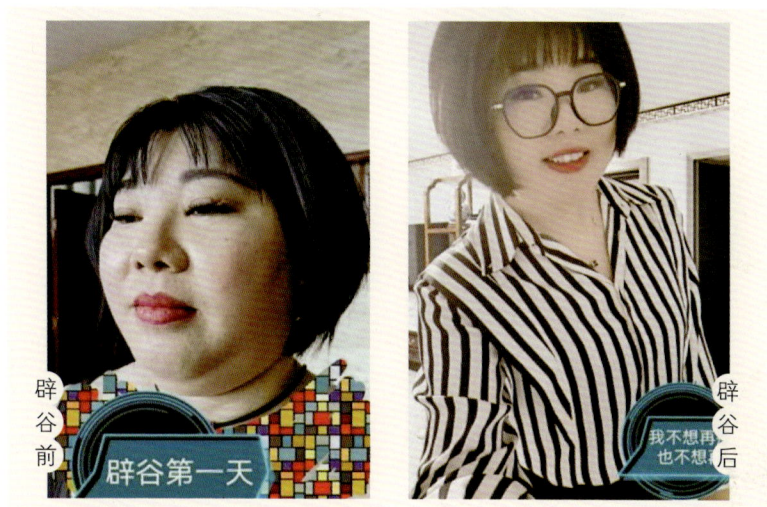

例三：轻度肥胖症的调理

我是第 51 期辟谷特训营学员。一次很偶然的机会接触到了辟谷，怀着好奇的心理来参加胡耀中老师的辟谷养生班。下面跟大家分享一下我的辟谷感受：9 天辟谷下来，我的体重从84kg 减少到 75kg，减少了 9kg；辟谷期间我不吃，但不饿，也没有特别的冥眩反应（"气冲病灶"反应）；偶尔快跑几步时，突然发现自己身轻如燕，那种感觉真的很爽。辟谷既像做了一次体检，又像做了一次全面身体调理，一举两得，让你更了解自己的身体情况，进而更好地和自己的身体相处。建议大家去了解辟谷这个古老的养生方法，尤其对于我们现代的"文明人""文明病"。每年辟谷 1 ~ 2 次，给胃肠放个假，给身心一次零负担的调理机会。

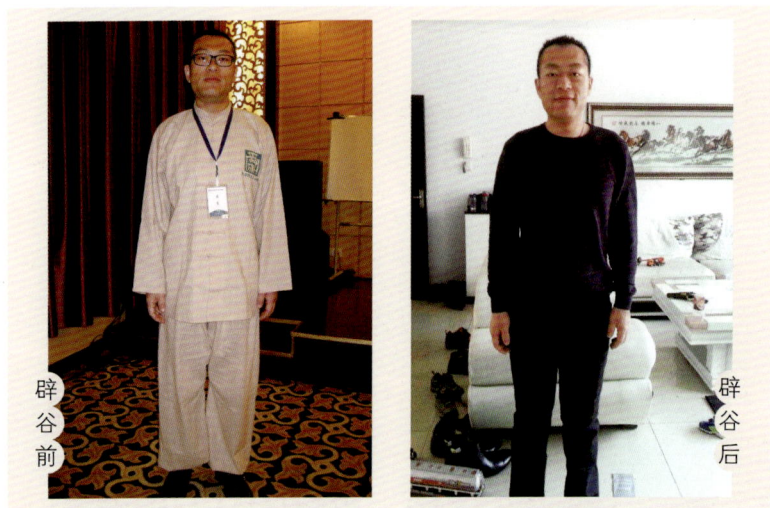

例四：中轻度脂肪肝、近视、痔疮的调理

我是 2013 年在朋友的鼓励下来参加胡耀中老师的辟谷养生班的。由于工作的原因，我多年来经常喝酒应酬、暴饮暴食，休息也不规律，导致身体状况比较差。经过 14 天的辟谷，我的体重从 90kg 减到 75kg，轻中度脂肪肝消失了，眼睛原来近视 200 度，辟谷之后视力基本恢复正常。以前我每天都要抽一包烟，现在已经完全没有了抽烟的欲望。让我最为欣喜的是得了 3 年的痔疮现在已明显感觉好转。短短 14 天的时间，我完成了常人没有体验到的一段生命历程，这个古老而科学的养生方法，提高了我的生命质量，我希望这么好的一个项目可以让更多的人从中受益。

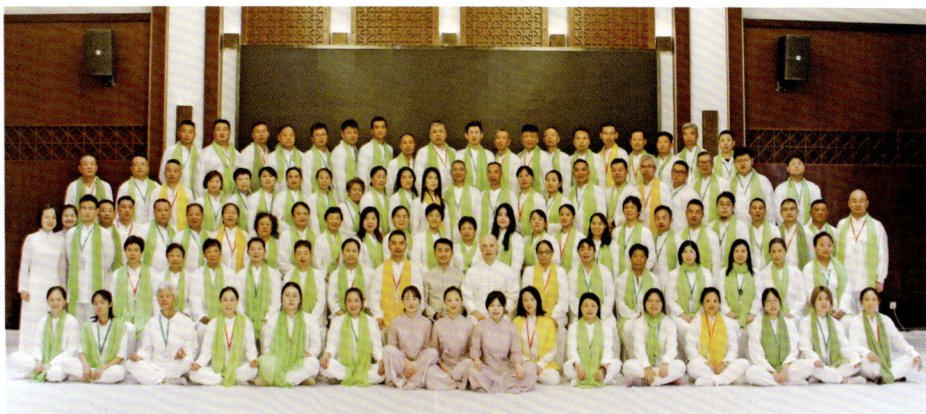

例五：减重、减脂，鼻炎、打呼噜消失

我 42 岁，一直在追求健康和美丽，但一直不尽如人意，曾经也听闻辟谷的威力，但众说纷纭，缘分始终没有成熟。

2020 年 10 月 6 日，有缘遇到胡耀中老师讲辟谷，一下子就被深深吸引，走进了辟谷班，开始亲身体验辟谷。

两次辟谷总共瘦了 15.3kg，11.85kg 脂肪，内脂降了 3.0，鼻炎、打呼噜等症状几乎痊愈，身体年龄减轻 6 岁，体脂降了 9.1%，肌肉保持得很好，略减了一点点，而且，人瘦了，穿什么都好看，更加自信，由内而外透出轻松、自在、美丽。

我非常庆幸当初的选择，有缘遇到辟谷和胡耀中老师及其团队是我的福气，同时也感谢我自己，有了我一直的坚持不懈，终于遇见更好的自己，而且，未来会更美好。

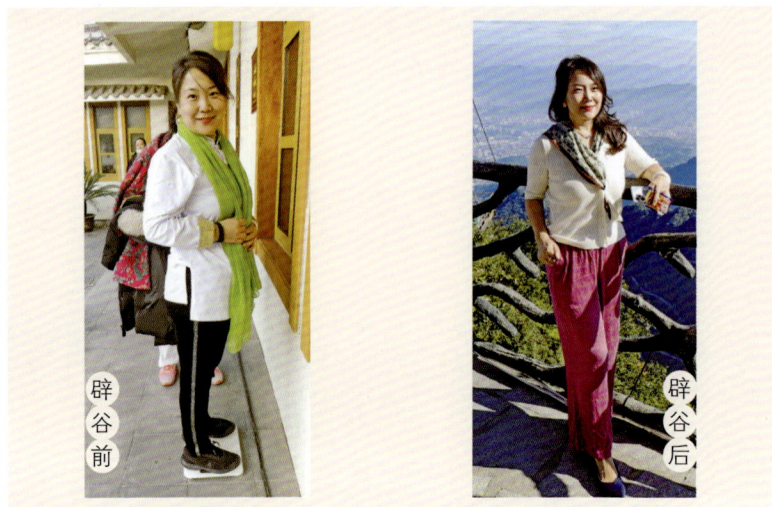

例六：高血压、高血脂、高血糖的调理

我从 1999 年经营企业到现在，每天的应酬不断，造成了身体肥胖。从 2007 年开始，我患上了高血压、高血脂，每年都要住两次院。2011 年我参加了胡耀中老师的辟谷说明会，初次了解到辟谷。当时只是想到凡是对自己身体好的事情就尝试一下，就当住了一次院。我当时心里的想法就是来治病的，因为当时血压已经达到 170/140mmHg，尿酸已经超出正常人的 4 倍，血糖也已经超过正常人的临界点，医生诊断为糖尿病。当时想到自己只有四十几岁，所有的病都出来了，以后的下半生基本上就属于半残废了，以后挣钱也大部分是用来看病了，心中不免十分绝望，报名参加辟谷班是抱着试试看的态度来的。第三天和学员分享的时候我给自己定了 21 天的目标，在辟谷期间我感觉很好，正常上下班，工作没有任何影响；到第十二三天的时候开始排便，排出来的大便像黄豆大小，很黑，

像煤渣子一样；之后一直没有排便，直到复食第五天才又开始排便。我之前有耳鸣，去年在医院住了 20 多天，花了一万多块钱，并没有解决问题。但是，在辟谷第八天的时候，耳鸣出现好转，第十天基本上就消失了。

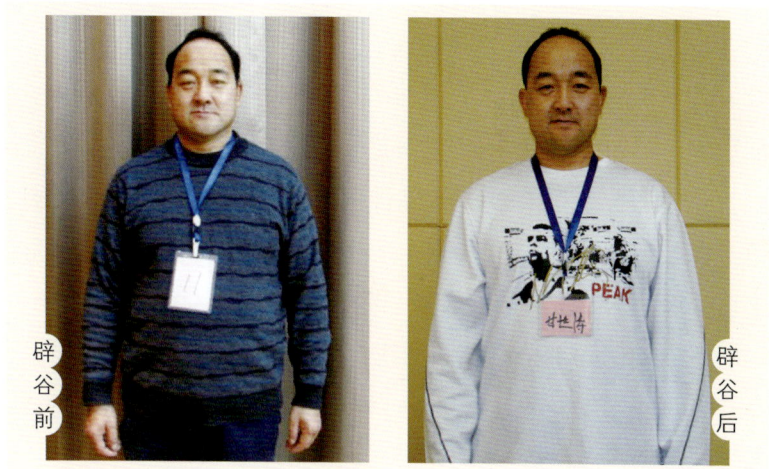

复食后的第十天我做了体检，血糖和尿酸的指标全部恢复正常，血压降到 120/80mmHg，血脂也恢复正常，唯独甘油三酯还稍偏高。我辟谷之前体重是 82kg，辟谷结束时降到 66kg；由于没有很好地控制饮食，现在又到 76kg，这次再来辟谷希望达到 70kg 的标准体重，当然这也需要控制食量，我现在的食量比之前减少了三分之一。从我自身来看，辟谷的效果很好，首先对身体没有任何伤害，在辟谷第十六天的时候我开车开了500km 以上，身体不仅没有任何不适，精神状态还特别好，而且辟谷期间也没有感觉到饿。辟谷是一项让人终身受益的养生方法，我会一直做下去。

例七：冠心病、腔隙性脑梗死、高血压、肥胖症的调理

　　我自从生下女儿之后，体重直升至 92.5kg，现在女儿已经 8 岁了，我也跟肥胖"打仗"了 6 年，平时尝试过各种各样的减肥方法，但体重一直减不下去。我是典型的"三高"，每半年都去医院体检一次，医生朋友每次都说我随时可能出现问题，每次我也没在意，总想着自己还年轻，应该没什么大问题。结果偏偏还是出事了！2014 年 7 月，我在家中突然出现严重的眩晕，被救护车拉到医院。经过检查，发现我患有心脑血管供血不足、冠心病、腔隙性脑梗死。我住院输液半个月，但身体状况没什么改善，于是就出院了。没想到出院一个星期之后，我发现自己不能下蹲，医生告诉我说可能是脑梗死引起的，只能用药维持。那一刻我真的害怕了，我才 40 岁出头，万一腿真的出现问题，下半辈子难道要拄着拐杖过？要靠吃药来缓解病痛？

　　在心灰意懒之际，我听说了辟谷，于是抱着抓住最后一棵救命稻草的心情，我跟随胡耀中老师参加了辟谷养生特训营。辟谷期间我的状态一直很好，每天还是照样忙碌，突然有一天女儿问我："妈妈你的腿还疼吗？"（上个月跟女儿去旅游的时候我因为腿疼走不动），于是我就试着蹲了一下，竟然能蹲下去了，抬腿也没有问题，这是辟谷的第 9 天。到了辟谷第 14 天，我的降压药和降糖药都没有吃，体重减了 10kg，血压维持在 120/77mmHg，血糖在 5.7mmol/L 左右，这是我前所未有的标准值。通过这次辟谷，我感觉身体太舒服了，辟谷还给我一个健康的身心！

例八：减重 16.5kg，血糖恢复正常，偏头疼消失

辟谷前体重：92.5kg，辟谷加吃喝睡后体重：76kg。

辟谷前血糖：8.0mmol/L，辟谷加吃喝睡后血糖：6.0mmol/L。

身体变化：通过 21 天辟谷加 21 天吃喝睡瘦身控糖法，我的变化是非常大的，首先最开心的是血糖降低了，体重也减轻 16.5kg，整个人身形变化很大，感觉很轻松；意外之喜是偏头痛减轻痊愈，纤维囊肿消除，脚气消失。现在低碳饮食，血糖基本快恢复正常了。

个人感悟：感谢胡耀中老师，感谢耀中堂团队。有志者事竟成。

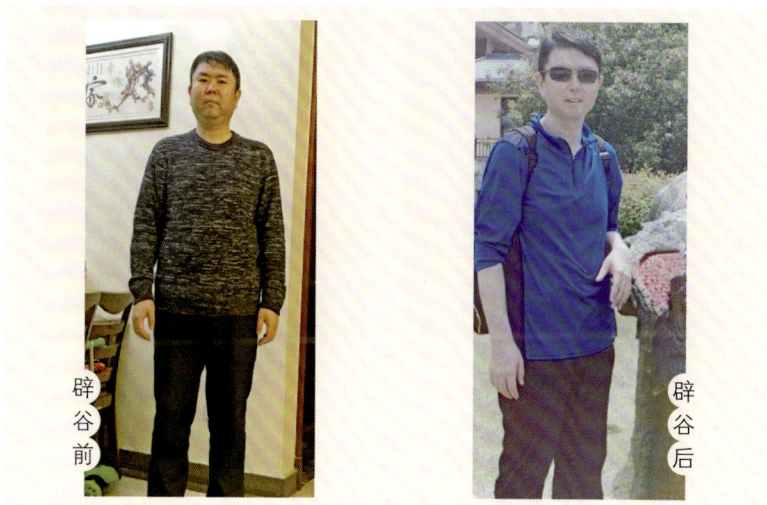

例九：中度脂肪肝、脂肪瘤的调理

我已经参加了两次胡耀中老师的辟谷课，第一次辟谷 8 天，体重减了 10kg。虽然没有达到我想要的结果，但是已经让我收获很多，脂肪肝减轻了，大肚子也减小了。

为了身体健康，我决定进行第二次辟谷。这次我共辟谷 10 天，体重又减了 7.5kg，达到了自己的理想结果，中度脂肪肝基本消失，手上的脂肪瘤也几乎见不到了，身边的朋友都说我更有精神了，而且更帅了。辟谷真的让我改变了很多，收获了很多，让我有一种重生的感觉。非常感谢胡耀中老师，感谢所有帮助我的人！

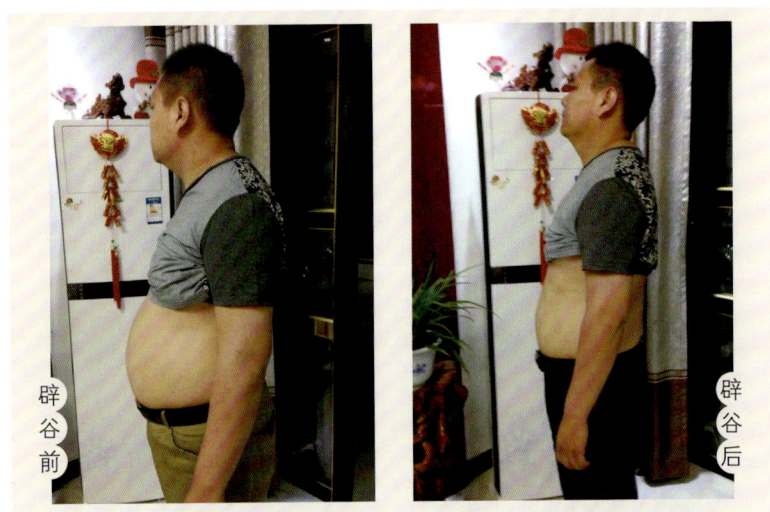

例十：减重，高血压、脂肪肝、糖尿病的调理

我儿子因为过敏，全身出疙瘩，去了医院，当时的验血各项指标吓死人！我看到化验结果，感觉天要塌下来了，泪水止不住地流，确定是糖尿病、重度脂肪肝、高血压、高尿酸，要求必须立马打胰岛素，先打两周再说，再考虑吃药。

他刚刚 24 岁呀！我不能放弃，我关注胡耀中老师半年多了，课程也听了好多遍了，所以知道儿子第一应该做的就是减肥。胡耀中老师说过相信永远比怀疑多一次机会，所以我们参加了 195 期辟谷大成班，4 天的学习儿子还是很认真的，上课、做操都坚持得蛮好的，团队老师们也都给了他很多鼓励。就这样辟谷了 21 天，瘦了整整有 15kg（从 98kg 到 83kg），完全变了一个人。

复食、体检、报告结果对比后，儿子简直不敢相信，想当初找私教瘦身花了十几万元，瘦了二三十斤，没多长时间不练就胖回去了。没想到这次辟谷，躺平省钱就瘦下去了，太神奇了。各项指标基本都恢复了正常。

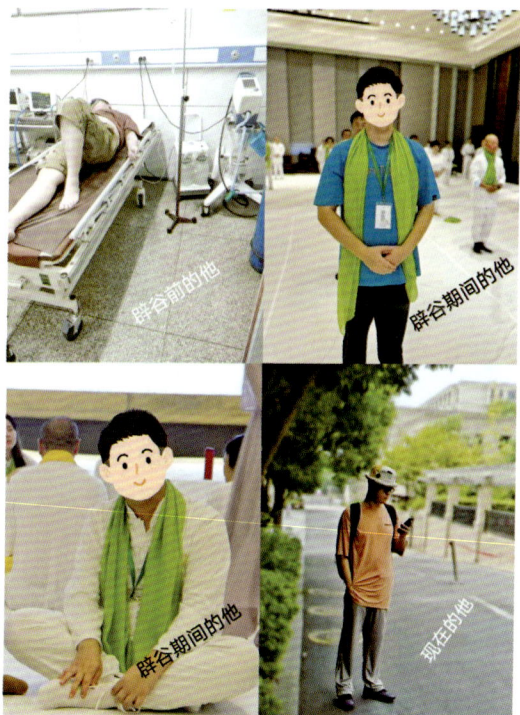

最大的收获是自此儿子再也不暴饮暴食了，主动地改变了自己的生活习惯，直到现在复食一个多月过去了，儿子的体重保持良好。他说在 12 月月底还要辟谷一次，再瘦十几斤，让身体更健康。

是胡耀中老师和胡耀中老师的团队给了我一个全新健康的儿子，让整个家庭多了很多笑声和幸福感，影响他的一生甚至是一个家族。

例十一：痛风的调理

2008 年我突然有天脚趾头疼，到医院检查后医生告诉我是痛风。由于我不了解这个病，所以在不疼了之后还是一样地胡吃乱喝，尤其是碍于朋友面子，喝酒吃肉从不忌口，每次一犯病就吃点别嘌醇片或秋水仙碱。后来感觉病情越来越严重，以前是每次疼两三天就好了，可是现在一疼就是一周，从大脚趾关节发展到脚脖子疼，有时疼得走不了路。

在朋友的鼓励下，我参加了胡耀中老师的辟谷养生班，一共辟谷 23 天。

在辟谷的第 3 天，我的身体开始出现排毒现象；第 11 天痛风发作，出现了"气冲病灶"的反应，脚疼了 3 天后就不太疼了，这时候我发现自己的皮肤开始变得细腻光滑；我胳膊上以前有很多脂肪粒，毛孔很粗，现在变得细腻了；我以前睡觉时经常打呼噜，辟谷第 6 天开始就不再打了；以前我很爱出汗，现在晚上睡觉时汗也少了；以前我有点腋臭，现在也没有了；我的体重从 78kg 减到 60kg。家人一开始很担心，但看到我的改变，也慢慢开始接受了，而且想要尝试辟谷。

我很赞同那句话——任何东西都不是你的，只是你暂时拥有；只有健康才是你自己的，拥有健康体魄才是王道。为了健康而努力！感谢胡耀中老师教给我们这样神奇的自疗和养生方法。

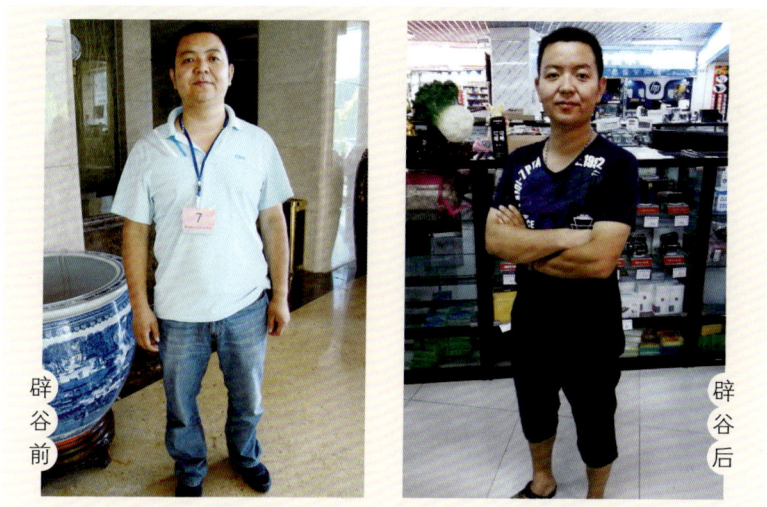

辟谷前　辟谷后

例十二：肥胖症、高血压、轻度心脏病、嗜烟的调理

我参加了胡耀中老师的辟谷学习班。我是做食品行业的，常年应酬导致身体肥胖，血压也居高不下。我第一次辟谷了14天，体重由原来的109kg瘦到了96kg，血压从230/190mmHg降低到185/110mmHg，比我吃降压药的效果还要好。可能是身体胖的原因，去年我开始经常觉得心脏有点不舒服，经过这次辟谷也消失了。辟谷还降低了我抽烟的欲望，每天三包烟的我现在每天只抽一包，员工都在惊叹我的变化。

身体轻松的感觉真好，以后我还要继续辟谷，让我的血压恢复正常，体形更加苗条，远离亚健康。

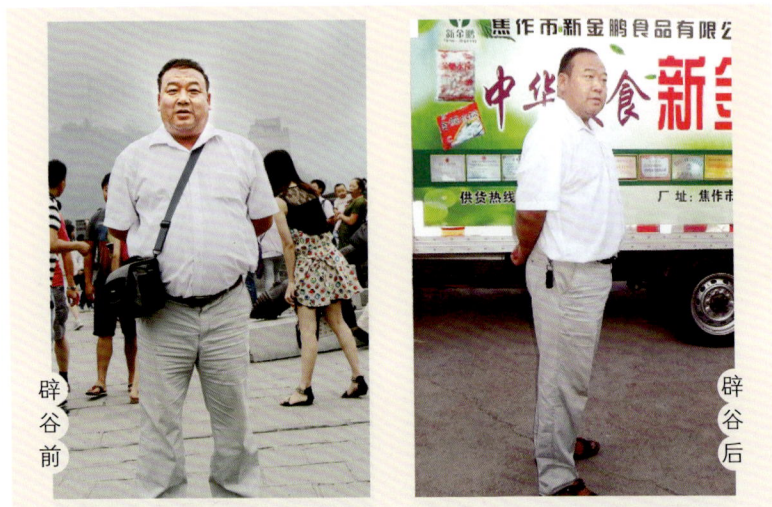

辟谷前

辟谷后

例十三：肥胖症、中度脂肪肝、打呼噜的调理

一次偶然的机会，听朋友提起辟谷，感觉挺神奇的，所以我参加了胡耀中老师辟谷班。我身高 161cm，体重 90kg，属于典型的肥胖症，还有中度脂肪肝，睡觉打呼噜，睡眠质量不佳。

我第一次辟谷 14 天，整个过程感觉非常好，还经常开车出去谈客户，完全不受影响。辟谷后，我的听觉变得特别灵敏，洗脸也没有以前的油腻感了，大肚腩明显小了。周围亲朋好友都说我变化挺大，整个人都年轻了，精神变好了，注意力更集中了，工作积极性有明显提高；更神奇的是记忆力也提高了，睡觉也不打呼噜了，睡眠质量变好了。

我第二次辟谷 21 天，完全没有任何不适感觉，精力还非常充沛，有一种焕然新生的感觉。

两次的辟谷让我体会很深，这绝不仅仅是减重20kg带来的体形的改变，更是身体内在功能的一次刷新，也改变了我的生活和处事理念。我体会到，一种健康的理念会改变我们的人生，我们仅仅需要付诸行动。我们已经在"肉肉"里藏身很多年了，该出来"透透气"了！

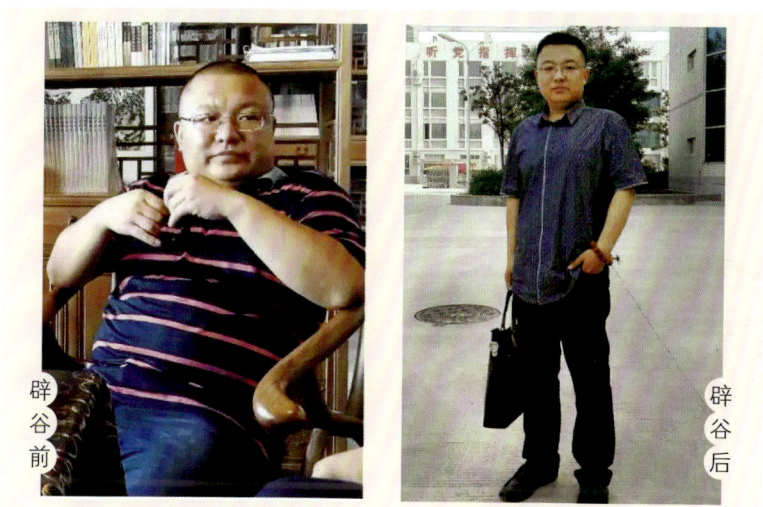

例十四：高血压、高血糖、高血脂、肥胖症的调理

亲眼见证了先后四个朋友辟谷后身体的改变，带着好奇心和不拒绝新生事物的心态，我参加了胡耀中老师的辟谷养生班，一共辟谷14天。上课前我半信半疑，辟谷期间也承受了很多诱惑、嘲讽和压力，甚至信念上的矛盾，但最后我都坚持下来了。在辟谷期间我还参加了八场贵宾饭局，但都坚持下来了，赢得了大家的支持！

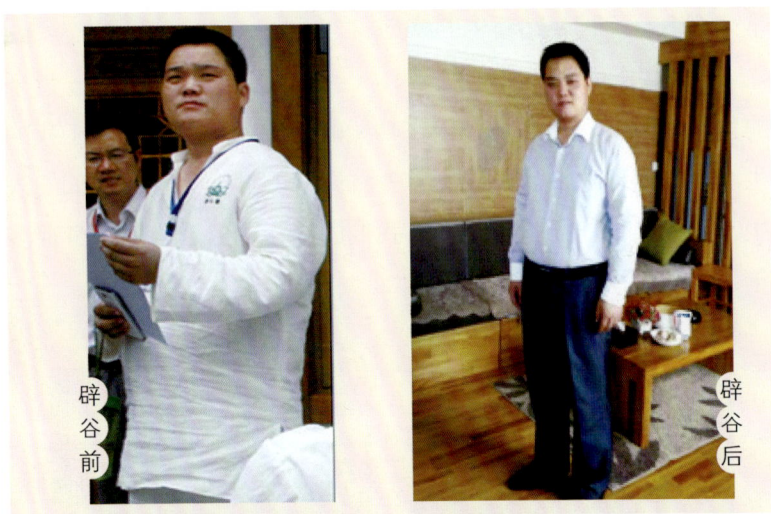

辟谷结束后，我的体重减轻了11kg，原来显著偏高的血压、血脂、甘油三酯水平有明显下降，精神状态、睡眠质量改善明显，浑身轻松。

身体健康是做事的基本条件，辟谷的过程也是一个非常好的心理体验过程。我会不断将自己辟谷的经验传播给身边的亲朋好友，和他们一起收获健康，收获幸福！

例十五：常年高血压的调理

刚开始听说的时候我对辟谷似信非信。通过第一次辟谷11天，我的收获是吃了9年的降压药现在不用吃了，而且血压正常。第二次辟谷21天之后，我的体重减少了14.5kg，血压半年来也一直保持正常。通过辟谷，我摆脱了以前医生认为我终身不能离开的降压药，所以觉得辟谷是老祖先留下的好方法，在养生方面可以让人受益，以后我会好好坚持下去。

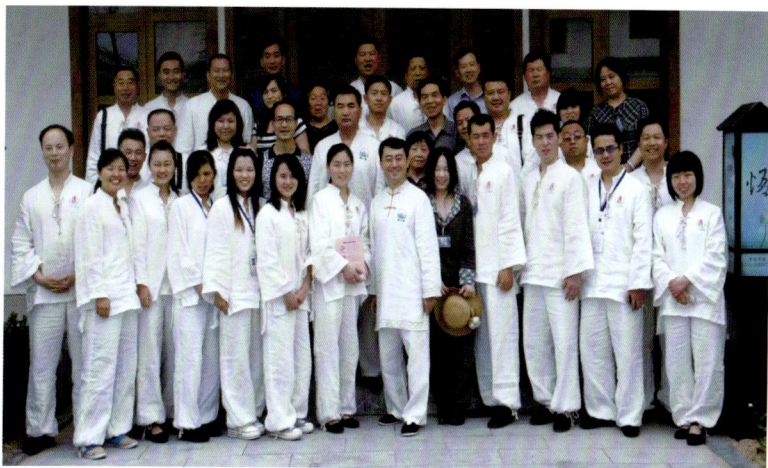

例十六：顽固高血压的调理

　　我参加了胡耀中老师的"鹰王重生辟谷养生特训营"。因为平时比较忙，不注意日常的保养，在 28 岁的时候我就已经有高血压；而且因为应酬比较多，我患有重度肥胖，感觉身体状况不好。所以在了解了辟谷之后，我就下定决心，一定要通过辟谷获得一个健康的身体。

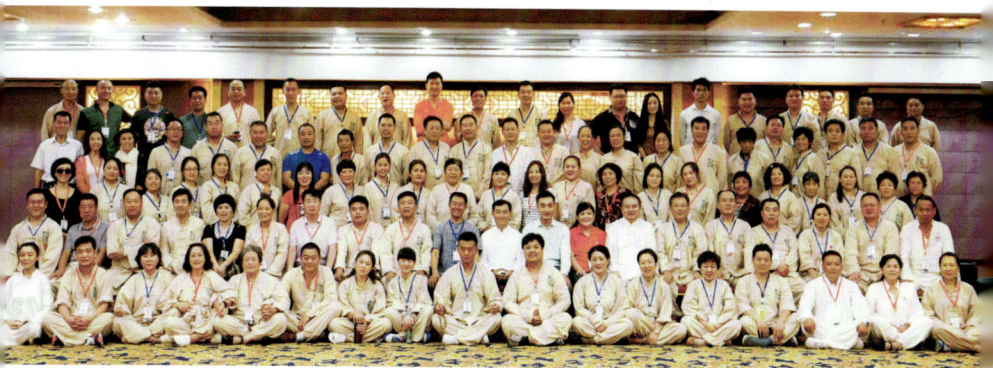

在辟谷之前，我的体重是 97.5kg；经过半个月左右的辟谷，我的体重减到了 87kg。原来我的血压、血糖都是偏高的，现在都已经趋于正常。而且以前中午的时候我非常容易犯困，现在每天中午没有困意，平时工作感觉精力非常充沛，并且在辟谷期间没有影响自己正常的工作。

辟谷的效果确实是太震撼了！周围的很多朋友见了我都觉得我比以前更帅了，而且精神头越来越好了。

例十七：高血压、糖尿病的调理

我今年 66 岁，在我的意识里，人不吃饭也不感觉饿是不可能的，但是儿子的孝心打动了我，所以我跟着儿子一起参加了辟谷。

我以前有高血压、糖尿病，已经七八年了，一直服药，情况也没有什么好转。通过两次辟谷一共 14 天，从第一次辟谷开始到现在我没有再吃过一粒药，血压、血糖基本达到标准值，身体也完全没有原来的不适感了，整个人有从未感觉到的

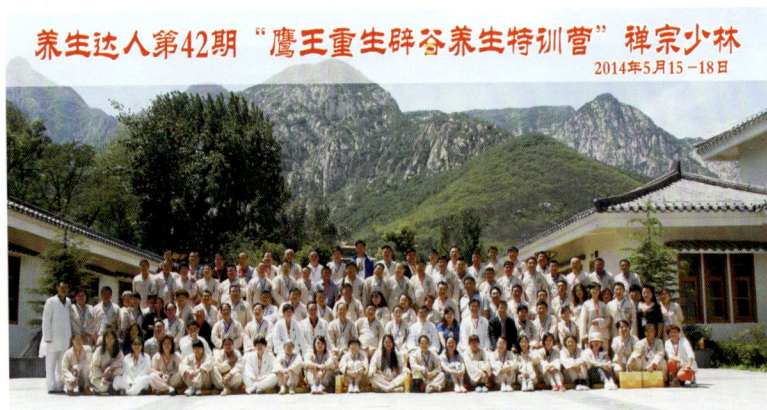

养生达人第42期"鹰王重生辟谷养生特训营"禅宗少林
2014年5月15—18日

轻松舒服，全家人都为我感到开心。辟谷真的让我终身难忘，感谢我的家人，感谢胡耀中老师！

例十八：脂肪肝、高血压、高血糖、高血脂的调理

我是做食品行业的，是个典型的"吃货"，又经常喝酒应酬，休息也不规律，导致我患有脂肪肝、高血压、高血糖、高血脂等，体重高达111kg，还患有咽炎，多种疾病严重影响着我的正常生活。

一次偶然的机会，我听朋友说辟谷能调理身体，刚开始有点半信半疑。不过为了身体健康，我还是来到了胡耀中老师的"鹰王重生辟谷养生特训营"。我一共辟谷2次，第一次21天，第二次14天。

第一次辟谷是在2014年3月，之后我进行了体检，血液黏度基本趋于正常，血压由原来的156/106mmHg降到

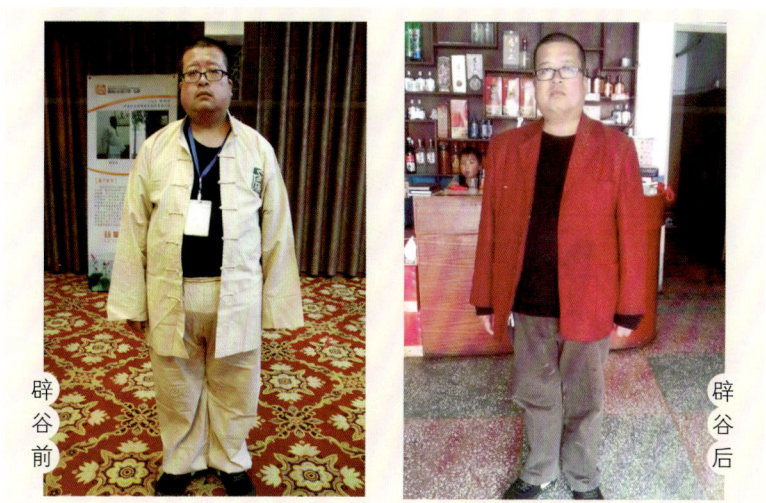

辟谷前

辟谷后

130/90mmHg，血糖由 8.7mmol/L 降到 5.7mmol/L，体重减了 10kg，一下子觉得身体轻松了很多，精神状态也变得很好，感觉真的非常不错！于是 7 月我又来参加了第二次辟谷。两次之后我的体重共减少了 13kg，现在是 98kg，之前经常出现的头晕现象现在也没有再出现过。

我现在觉得辟谷带给我内心的喜悦是无以言表的，以后我会坚持定期辟谷，让自己更健康。

例十九：高血糖、高血压、肥胖症的调理

来上课之前我对辟谷也不是很了解，就是觉得挺神奇的，于是抱着减肥的目的来尝试一下。

由于工作的原因，我的作息时间不规律，导致患上了肥胖症、高血糖、高血压等疾病，尤其是我的"将军肚"，试了很多种减肥方法都无效。这次辟谷一共 21 天，由于我之前练过气功，所以辟谷期间情况一直很好。

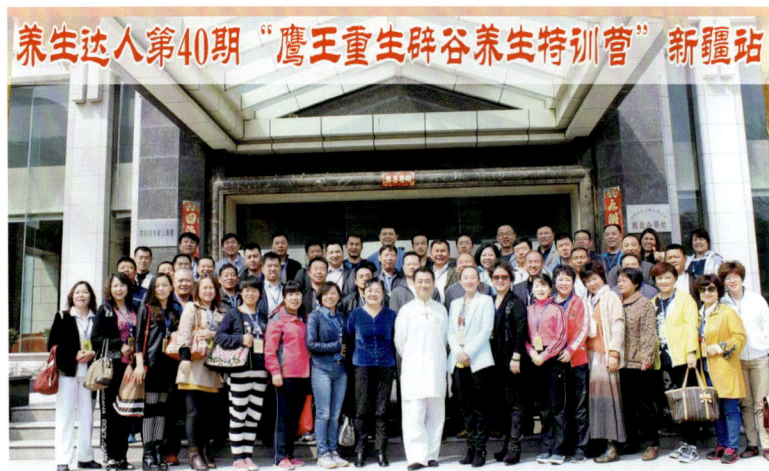

我的体重由 110.5kg 降到了 93kg，整整减了 17.5kg，这是很多年都未出现过的体重了；血压和血糖也都恢复到正常值；而且精神状态非常好，安排工作时思路也变得非常清晰了，心态也比以前平和多了！

例二十：糖尿病、便秘、失眠的调理

我患有糖尿病、脂肪肝、高血压、失眠、便秘，每天吃药、打针，根本谈不上有什么生活质量。一开始我对于辟谷不怎么了解，总觉得虽然人一两天不吃不喝没事，但是能达到七八天甚至半个月以上不吃，而且还能调节亚健康问题，这个事感觉不靠谱，有点儿不相信。后来我听说辟谷能调理身心，特别是对"三高"等亚健康人群效果特别好，于是我抱着试试的态度去看看，没想到通过胡耀中老师在课程现场的讲解，自己很快就理解了，立刻加入了辟谷的队伍。

于是我亲身体验了辟谷，感受了辟谷带来的神奇！这次辟

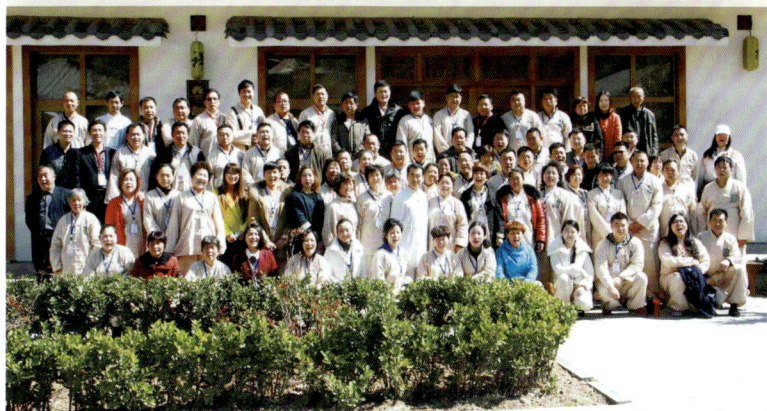

养生达人第39期"鹰王重生辟谷养生特训营"禅宗少林
2014年3月14-16日

谷一共 9 天，确实体验了"不吃不饿有精神"的感觉。从第一天辟谷开始，我一针胰岛素也没打过，目前体重减掉了 7kg，睡眠质量改善了，原来每天晚睡晚起的我已经养成了早睡早起的好习惯。我在辟谷期间没有吃任何药品，血压竟然能保持在正常值，让我内心特别欣慰，有说不出的愉悦感。总之感觉特别好，真是事实胜于雄辩。

辟谷真是太好了，太神奇了！希望每个人都能学会这种自愈自疗的方法，让我们的身体永远健康，远离疾病困扰！

例二十一：减重，视力提升

我今年 25 岁，曾经的我无知放肆，减肥，却越减越肥，最胖达到 110kg，身高 168cm，各种身体不适接踵出现，容易生病，上楼梯喘大气。

2022 年 3 月启动真正减肥历程！经过全家人的支持和鼓励，把我从深渊中拉上岸，让我感觉生活未来可期。

总计辟谷 21 天，辛酸苦辣只有自己知道，结束后觉得自

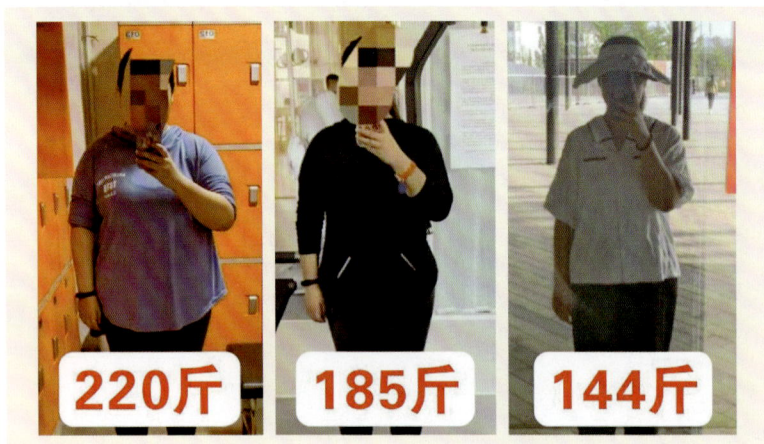

220斤　185斤　144斤

己的一切都值得，生活都美好，视力更清晰了，耳聪目明。辟谷真是神奇的方法，健康养生，重新对生活和事物有了新的认知，道家养生文化是一种健康，向上突破自己的新的生活状态。

例二十二：减重，血压调理，不打呼噜，胃反酸好了，皮肤变好

我今年 50 岁，一个偶然的机会，听到胡耀中老师讲课而报名参加了辟谷班。7 天减重 7kg，血压改善，辟谷前血压是 135/86mmHg，结束后是 120/80mmHg，现在血压一直没有涨上去。

以前打呼噜挺厉害的，间隔呼噜一声，停一会儿再呼噜一声，比较吓人。辟谷第 3 天开始就不打呼噜了，我对象都认为比较神奇，一直到现在我都没有再打过呼噜，彻底好了。

之前会有胃部反酸的情况，晚上吃饭晚一点儿，或者吃得油腻一点儿，半夜就反酸，能被呛醒。现在反酸彻底好了，晚

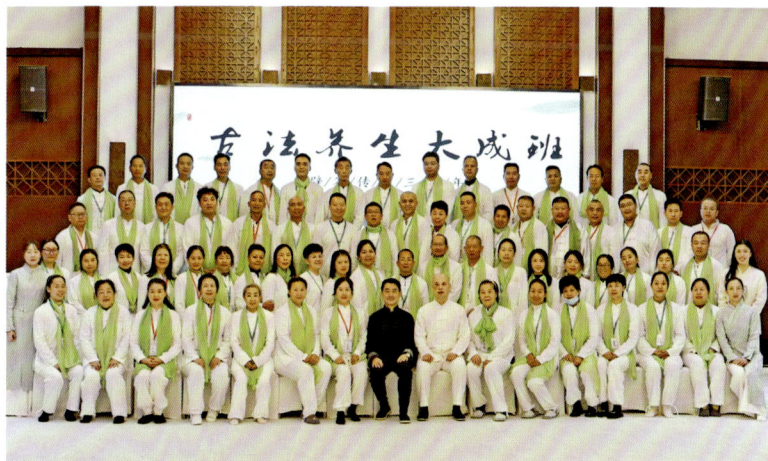

上不管几点吃饭，吃多油腻都没有事儿。

　　之前因为喜欢钓鱼，面部皮肤晒黑了，辟谷完之后奇迹般地变白了、变细腻了，手也是，还有脸上一些斑也都变淡了，太惊喜了。

例二十三：肥胖、贫血的调理

　　2012 年 2 月，我和爱人一起听了胡耀中老师的辟谷说明会。我们是抱着千万不要被洗脑、再怎么说服我们也不参加的态度过来的，当听到胡耀中老师说辟谷对身体有好处、可以延年益寿时，我们最终还是决定报名参加。

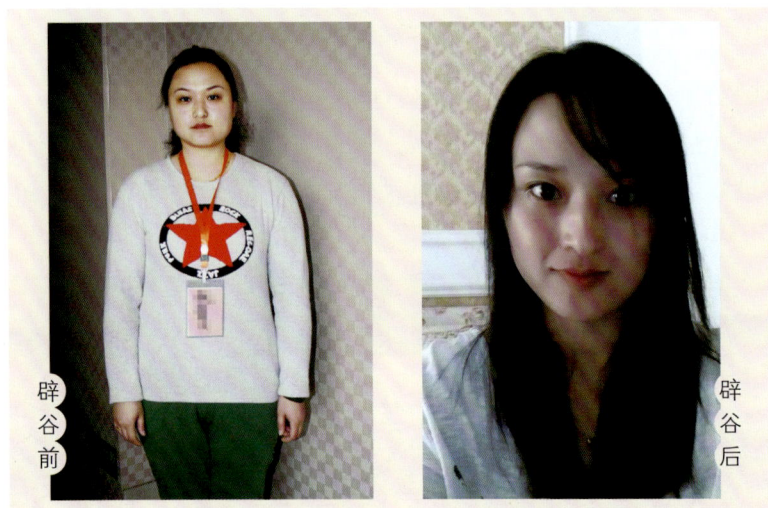

　　辟谷前我去医院做了体检，查了血常规和微量元素，除了有点贫血外，其他正常；我当时身高 170cm，体重 81kg。第一次辟谷 17 天，也许是对调理身体有强烈的渴望，我的辟谷状态非常好。第 14 天时我去医院复查了血常规和微量元素，当时想着已经 14 天没进食，体内各种元素都应该会缺失；可是结果出来显示指标一切正常，原来的缺铁性贫血现在也正常了。这次辟谷我的体重减轻了 10kg，而且整个过程心情愉快，没有饥饿感。

我爱人也辟谷 14 天。他平时应酬多，辟谷期间别人吃肉喝酒，他喝白开水在一边陪着，体重也减轻了十几千克。

时隔三年后，我又进行了第二次自行辟谷。凭着生完宝宝后对体形恢复的渴望，我这次自己辟谷 21 天，体重减到了 69.5kg，整个人回到了 20 多岁时的状态。我感到学会意念辟谷真是终身受益！

例二十四：肥胖、高血压，甲状腺结节的调理

我从 28 岁开始一直很胖，无数次减重，始终在 86 ～ 91kg 徘徊，最终还血压、血脂高，靠吃药来维持所谓的正常。

两年前我走进了胡耀中老师的课堂，从简单相信，听话，照做开始，从此我的观念发生了改变，身体开始受益！

两年经历 5 次辟谷，第一次辟谷 21 天我减重 18kg，从 86kg 到 68kg，血压正常！第 2 次 21 天减重 13kg，第 3 次 35 天减重 17.5kg，第 4 次 21 天减重 12.5kg，第 5 次 21 天减重 13kg，虽然每次复食后体重都会多多少少弹回去点，但每一次体重都会减下去几千克，到今天我始终保持在 72kg 左右，通过辟谷减下 14kg，我身体问题解决很多，原来中度脂肪肝，B 超检查后发现消失了；原来血脂偏高，现在是最低值了；皮肤暗斑减轻；头屑没了；鼻炎和左鼻孔鼻出血症状好了；牙龈不出血了；甲状腺结节变小了；脚气灰指甲没了；秋冬季皮肤的

肤屑没了。

这就是辟谷和改变生活方式的神奇力量！！！

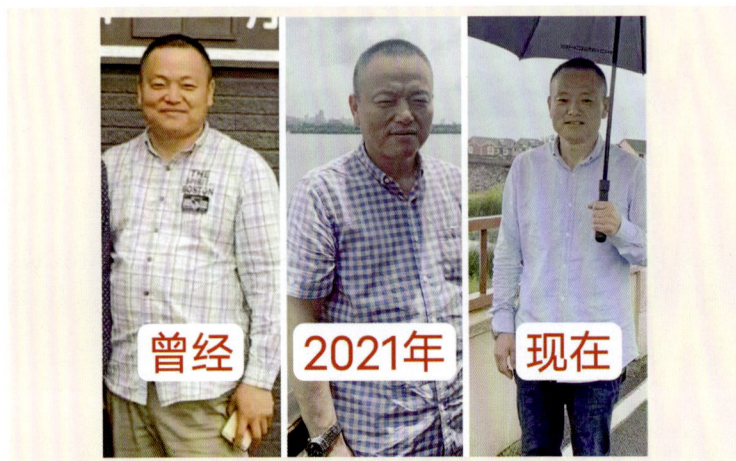

例二十五：肥胖、富贵包、痔疮、脚气、腿疼、精力的改善

我学医三年，但前半生也不知道养生，每个月都要到医院定时报道，因为每月要输液；常年肠胃药不能离身，家里营养品、保健品一大堆；即使如此，我的身体情况也是越来越糟糕，所有治疗的手段都是在掩盖着症状；当我不舒服的时候，躺在医院的时候，那一刻，可以用"无限的煎熬"来形容。

我辟谷两次，减重近20kg，每天精力旺盛，能量充沛，疲倦感消失，很多年的腿疼也不疼了，皮肤细腻、光滑，富贵包、痔疮、脚气也消失啦！身边的家人、朋友都难以置信，但是我确实做到了；我的身体像是重新启动了，所有的零件都得到了更新，整个人洋溢着自信、欢乐、喜悦；感恩相遇，感恩胡耀中老师的大爱。

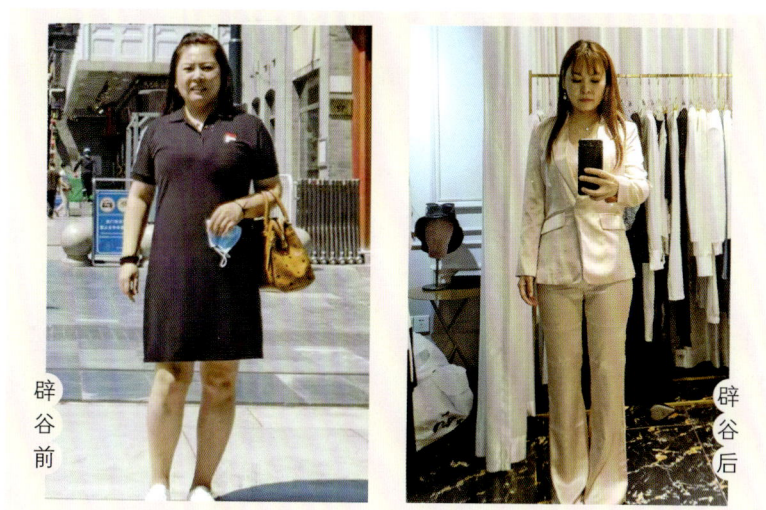

辟谷前

辟谷后

例二十六：甲亢、抑郁、心烦、痛风、失眠的调理

　　济源一家兄弟姐妹四人同时参加辟谷，四人都是疾病缠身，想通过辟谷调理身体。

　　大哥心脏不太好，血压高，辟谷 14 天后体重减轻了

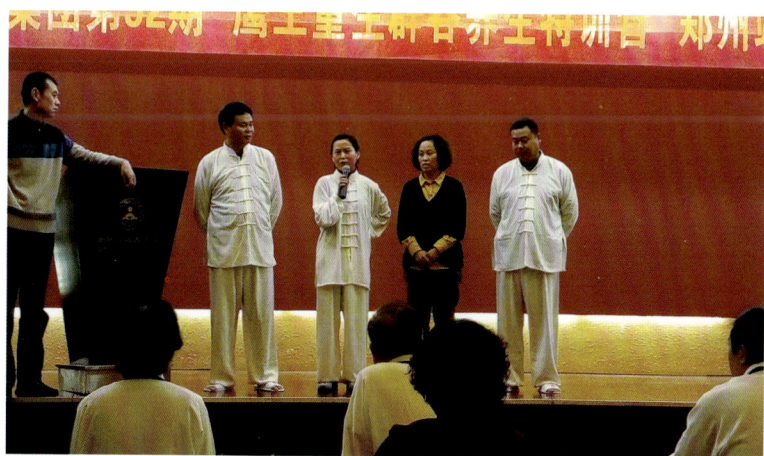

7.5kg，没有什么不舒服的，感觉很轻松。

二姐常年患有甲亢，必须每天吃药，还有严重的失眠，辟谷 7 天期间一直没有吃药，精力充沛，皮肤比以前好了，眼睛也明亮了不少。

小妹情绪抑郁，容易心情烦躁，之前已经进行了 3 次辟谷，两次 7 天，一次 10 天。为了好好调理身体，这次辟谷了 14 天。以前她静坐时根本坐不住，不到 3 分钟就开始心烦意乱，这次竟然能安心地坐下来了。经过这几次的辟谷，她的身心都有了很大的改变。

弟弟患有痛风，体形虚胖。这次经过辟谷 17 天，体重减轻了 15kg，他感觉辟谷真的很好，打呼噜没有了，感觉一身轻松。

二、呼吸、消化系统疾病的调理

例一：哮喘、腰椎间盘突出、鼻炎、头痛的调理

我以前由于工作繁忙，成天东奔西跑，作息时间不规律，导致身体像提前进入更年期一样，毛病特别多，患有哮喘、腰椎间盘突出、鼻炎、头痛等，心脏也不好，所以平时我比较注重食疗和养生。听朋友说辟谷可以调理身体的各种亚健康状态，就和朋友一起到登封市参加胡耀中老师的辟谷班。我平时是个急性子，易冲动，易怒，辟谷 14 天后我感觉肝脏得到了很好的调理和疗养，现在心情特别舒畅，性情也变得温和了。最让我欣慰的是，我的体重减少了 10.5kg，瘦了之后感觉年轻

了很多，困扰我的鼻炎也好了，看书学习时记忆力也增强了，辟谷的感觉非常不错！

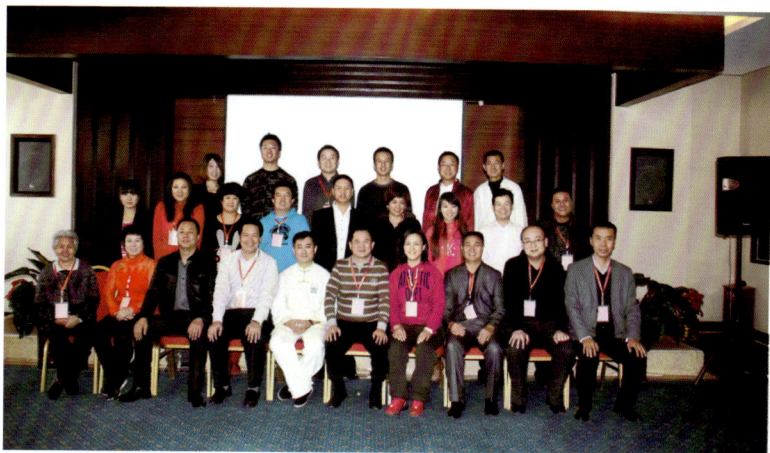

例二：过敏性鼻炎的调理

　　我一直患有过敏性鼻炎，这是长期困扰我的健康问题。我第一次参加辟谷班的头两天鼻塞加重，只能用口呼吸，失眠、头痛等症状也出现，我想这就是胡耀中老师说的"气冲病灶"的反应吧！到了第四天，我的鼻塞状况得到明显好转，喷嚏打得也少了；辟谷14天后，我的鼻炎症状已经消失。但是，我在春节期间没有注意节制饮食，偶尔还会出现过敏症状，但是较之前相比已经得到了很大的改善。为了彻底治愈鼻炎，我又参加了第二次辟谷班。通过这次辟谷，我的鼻炎症状已经得到了很好的控制，至今一直还未发作；并且，之前我的胆固醇和甘油三酯水平都偏高，通过辟谷也恢复了正常，体重减轻了7kg，一直未反弹。通过两次辟谷，现在大家看到我身体的改变，也已经对辟谷充满了好奇，接下来我会让我身边的家人一同体验辟谷的神奇功效！

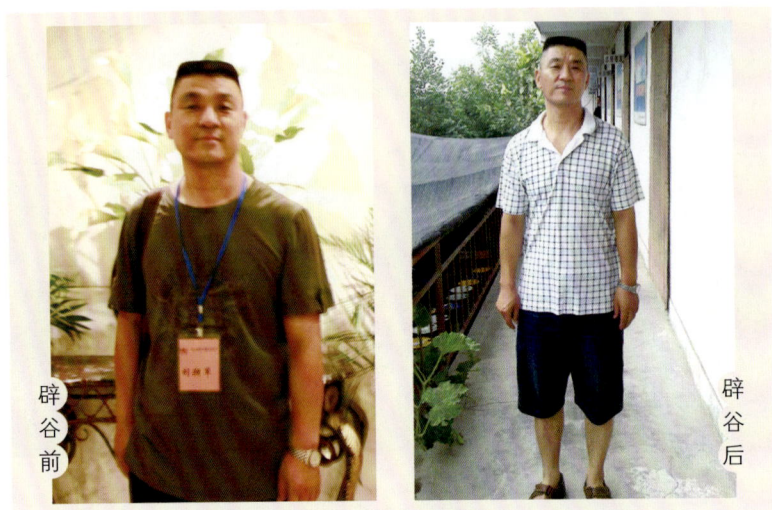

辟谷前

辟谷后

例三：胃痛、肥胖症的调理

我在几年前有幸参加了胡耀中老师的两次辟谷班，当时我刚生完小孩，感觉身体状况不是很好，经常胃痛，半夜经常疼得睡不着觉。当时听完胡耀中老师对辟谷的介绍后，我觉得这对身体的调理应该是非常好的一种方法，而且我对中医一直非常感兴趣，所以当时就参加了辟谷班。

第一次我辟谷了10天，体重减了6kg，在第10天的时候排了大量的宿便后感觉整个人顿时神清气爽，胃也不痛了。后来隔了一段时间，我又参加了第二次辟谷。为了让效果更明显，这次我辟谷了28天。通过这次辟谷，我的皮肤变得非常光滑，我想这一定是身体状态调整好了的结果。

而且从那次辟谷之后到现在，我的胃一直没有疼过，我感觉自己的胃在辟谷期间得到了很好的"休息"。

通过这次辟谷，我的体重由从前的65kg减到50kg，而且经过一段时间仍然没有反弹，以前的近视度数也减轻了100度。更让我感觉到兴奋的是皮肤变得更加洁白靓丽，我同时也听了老师的建议，借这次机会脱离了对化妆品的依赖。

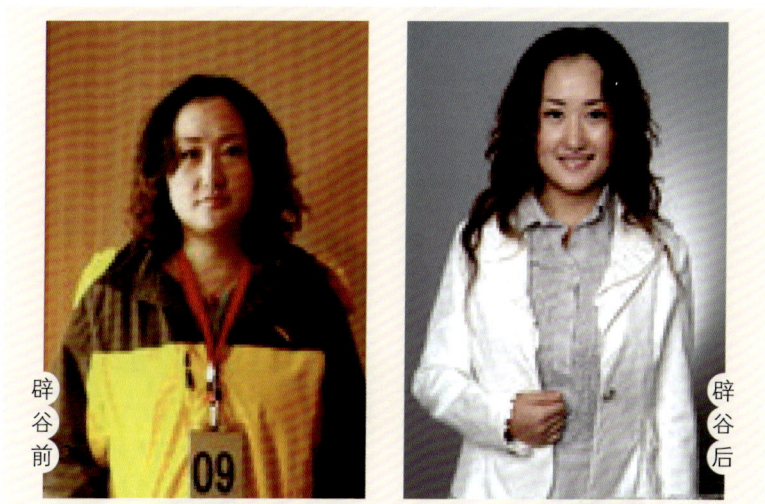

看到朋友们见我之后惊讶的表情，我心里充满了幸福感！通过辟谷，我除了找回一个女人的自信外，这段时间的调理还使我精力更加充沛了，提高了生活质量和工作质量。我感谢辟谷给我身心带来的愉悦！

例四：减重，不打呼噜了，皮肤光滑，嗅觉灵敏

我一直都在做减重的工作，但是只有这次辟谷让我在很短的21天时间内瘦了12.5kg，我都非常惊讶自己可以坚持

21 天。

　　这当中我收获到了安静的睡觉（不再打呼噜），不吃东西也可以精神饱满，迎接每天的日常生活，皮肤非常的绵滑，嗅觉非常的灵敏，我从来都不敢想是否可以让自己达到标准体重，这次辟谷让我对自己更加有信心。在整个过程中，我对自己的身体、心灵有了一个全新的认识，我发现自己的性格越来越温和，能够做到勇敢。

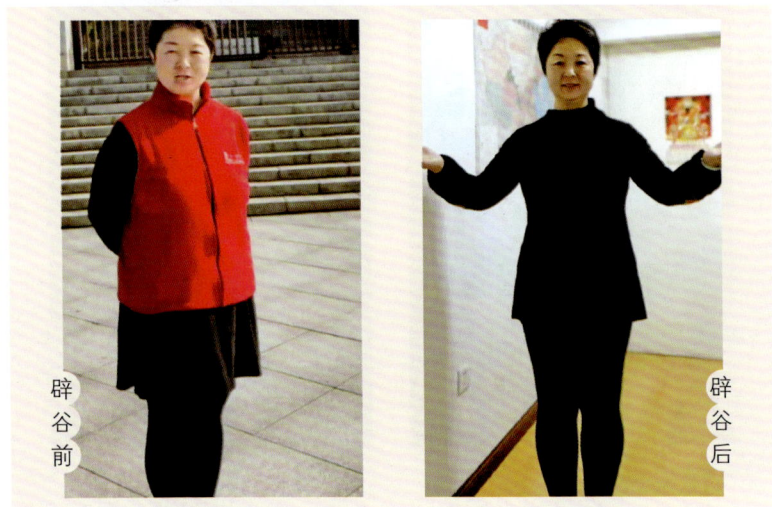

例五：胃病、食管炎、脂肪肝的调理

　　一次偶然的机会接触到胡耀中老师指导的辟谷后，我一共辟谷 2 次，之所以来参加辟谷，是因为我的身体处于严重的亚健康状态，体重 84kg，腰围 97cm，多年来一直有胃病、食管炎、脂肪肝。我曾经做过两次肠镜、一次胃镜，每年都要吃大包小包的药，但是治了多年都没有治好。通过两次辟谷之后，我的体重下降了 12.5kg，胃病和食管炎都没有了，脂肪肝消失了。更重要的是，听胡耀中老师讲课提升了我的思想境界，对事物的认知提高了层次，对许多东西都放得下了，不仅身体负担轻了，思想负担也轻了。我准备以后每年都辟谷 2～3 次，把身体调理好。学会了辟谷之后，我深刻地认识到身体健康是由我们自己决定的——我的身体我做主。

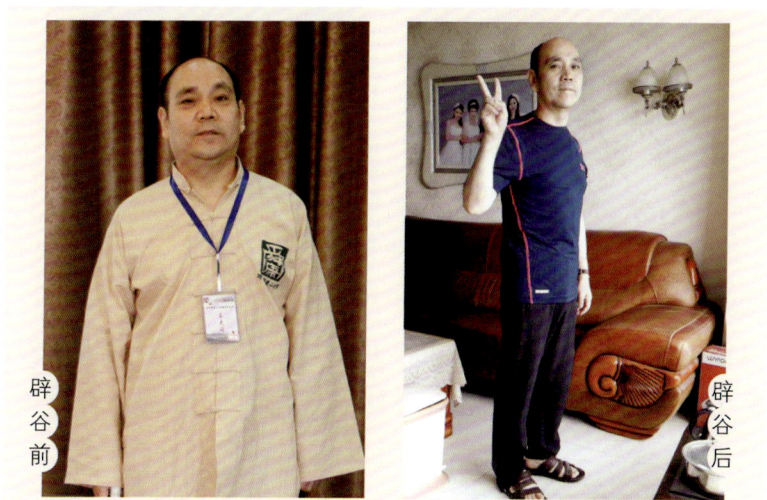

例六：严重胃病、多种慢性病缓解

2010 年我 26 岁，因为工作原因，长期熬夜喝酒，吃亏也从来不说。从 31 岁开始，晚上睡觉半夜会突然坐起来，因为胃反酸水。去医院检查，医生说肠炎、肠息肉、胃黏膜脱落、非萎缩性胃炎、食管炎、鼻炎、咽炎、脚气、食管裂孔疝。我问应该怎么解决，他说从胸口切开手术，把贲门割掉一块再缝合。我开了点胃药，带着沉重忐忑的心走了。

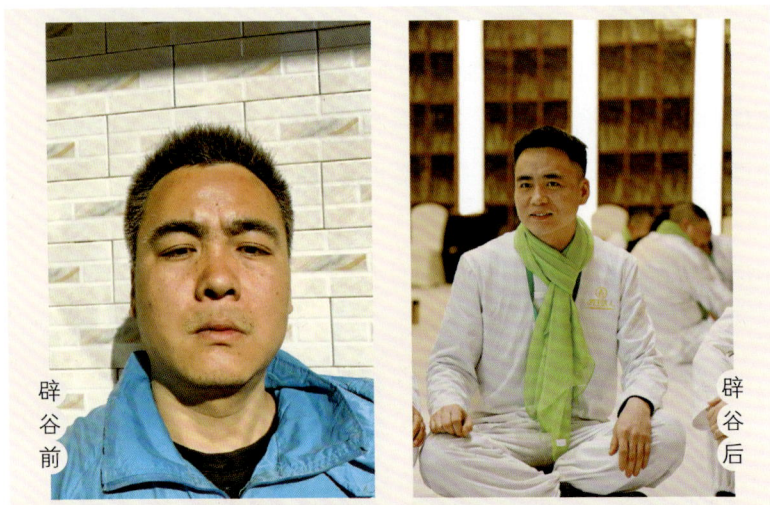

辟谷前

辟谷后

之后一年我一直到处寻医问药，但是都没有好转。体重到
90kg后，背疼、肩周疼、头晕、富贵包都出来了，去医院看富
贵包，医生说回家要睡硬床，不能枕枕头；换个科室看肠胃，
医生说经常胃反酸，晚上睡觉枕头枕高点。这一刻我沉默了，
身体是一个整体，根本做不到呀！

到了35岁那年，新症状又来了，血压、血糖都不稳定，
所以对健康无知的自救开始了！每天走路40km，坚持一个月，
然而体重并没太大变化，反而成功把自己的脚走成了扁平足。
又去健身房坚持了100天，错误的饮食加上大强度的训练，头
发一直掉，又是一次对身体无知的毁灭。不过体重从90kg减
到70kg，但是身体症状没有太大改善。坚持不住了，身心都
累，体重反弹回来了，百病缠身，痛不欲生。

无意中刷到胡耀中老师直播，感觉这个人说话好奇怪，好
像很搞笑，很简单，又很深奥，也很有道理，很多事情突破常

人的认知。一年时间我每天听，反复听，每次都有新的感触。开始轻断食，断糖饮食，一日一餐，五二断食，16小时断糖，身体所有症状明显好转，于是我决定要辟谷。

第一次辟谷是2022年12月12日，辟谷第四天开始眼睛越来越明亮，听力也有提高，嗅觉也变得特别灵敏，直到辟谷结束，身体所有症状都有不同程度改善或者消失。过年喝白酒一次喝了一斤半，不是说我酒量大，因为之前胃病严重到看见别人吃雪糕喝凉的，我就胃疼，现在彻底好了。

2023年12月在线下大成班见到了胡耀中老师，让我彻底被征服，胡耀中老师经常说鸡蛋从外打开是食物，从内打开是生命，而全新的我就是胡耀中老师的爱从内孵化出来的。非常感谢胡耀中老师的大爱付出，希望有机会能跟随胡耀中老师一起"辟谷传道三十年"！

三、妇科病的调理

例一：子宫肌瘤、皮肤病、腰腿疼的调理

我第1次辟谷21天，第2次辟谷14天。在辟谷前，我吃药已经有20多年了，因为我几乎全身是病——子宫肌瘤、皮肤病、腰腿疼、全身浮肿。第一次去辟谷时，我上午还在医院输液，下午去登封市辟谷。在辟谷的前12天，我几乎都是睡过去的，眼睛根本睁不开，不想说话，腰疼得厉害；12天后就开始有精神了，一天比一天好。因为腰椎不好，我在辟谷之前

都不能坐，辟谷后我惊奇地发现慢慢能坐了，而且坚持的时间还越来越长。第2次辟谷就变得很轻松了，而且人很有精神。经过这半年的辟谷学习，我再也没吃过一粒药，这点是我最欣慰的。虽然我现在身体还是有点弱，但和我之前的身体状况相比真是好多了。我非常感谢带我进入辟谷课堂的好朋友，他们给了我一次重生的机会。

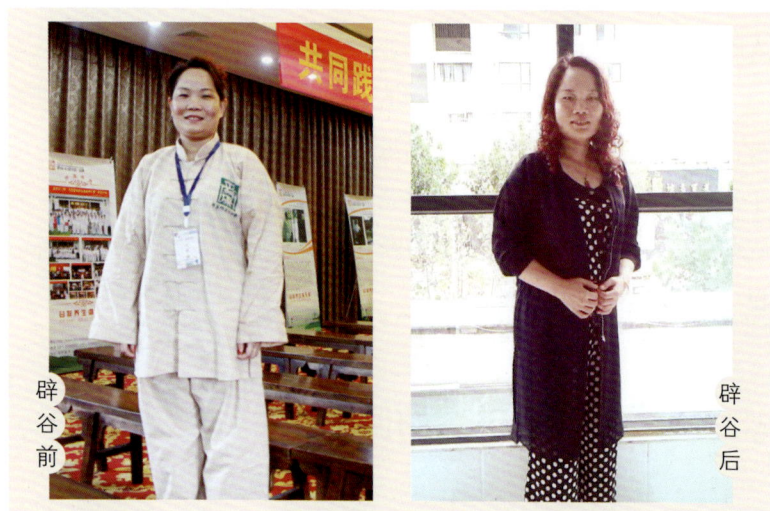

辟谷前

辟谷后

例二：盆腔炎、乳腺增生、高血压、失眠的调理

辟谷带给我的不仅是健康，而且是内心由衷的喜悦。之前虽然我拥有名牌衣服、包包、豪车，这都不足以让我感到自豪。疾病像恶魔般缠绕着我，皮肤暗淡松弛，体态臃肿，各种亚健康症状，让我痛苦不堪。

起初我是抱着减肥的目的来参加辟谷的，第一次辟谷9天，第二次21天，第三次21天。经过几次辟谷之后，我的体重降下来 10kg 以上，皮肤变得非常紧致光滑，整个人像是年轻了 20 岁；困扰我多年的盆腔炎、乳腺增生、高血压、失眠等，竟然只是经过几次辟谷就大大好转了。辟谷的功效如此神奇，我像是到了一个新的生存境界，我不由得从此爱上了辟谷！

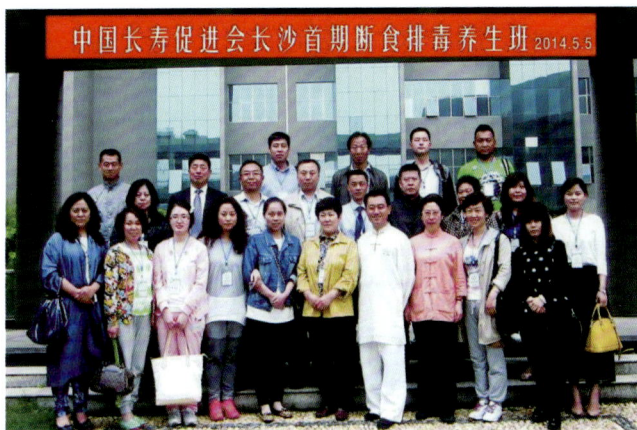

例三：子宫肌瘤的调理

　　由于常年的腹部坠胀感、腰背酸痛，造成我的心态不太好，经常容易生气。后来去医院检查，医生说我有子宫肌瘤，并且让我准备接受手术。我回家和爱人商量，正巧他的朋友经过辟谷调理好了自己的脂肪肝。于是爱人就建议我去试试辟谷，所以就报了辟谷班训练营。

　　第一次我辟谷 21 天，结束后我心绪平静了，心态也平和了许多。辟谷复食半个月后，我怀着忐忑的心情去医院复诊，B 超检查显示我的子宫肌瘤缩小到原来的三分之一。这次的辟谷经历让我特别高兴。

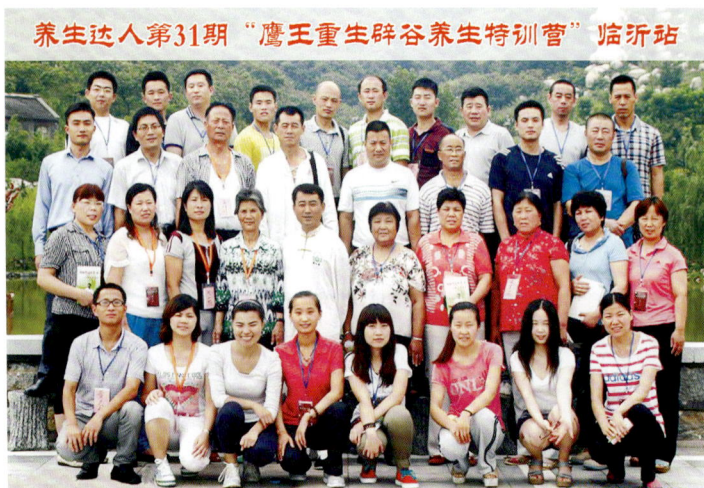

养生达人第31期"鹰王重生辟谷养生特训营"临沂站

例四：月经不调、失眠、耳鸣、便秘的调理

早在 3 年前我就听说和接触了辟谷，但一直没有勇气选择尝试。后来，身边越来越多的朋友选择去辟谷，并且效果特别好，自己内心也就认定辟谷是好的养生方法，逐渐想感受一下辟谷的神奇疗效。我有月经不调、失眠、右耳鸣、便秘、脚臭等亚健康问题，于是决心参加"鹰王重生辟谷养生特训营"。

刚开始我计划辟谷 14 天。因内心认可辟谷能治病，而且在整个辟谷期间状态非常好，所以我延长了辟谷时间至 21 天。

经过辟谷，我一共减肥 10.5kg，在辟谷第 12 天脚臭消失了，右耳鸣好了很多。通过坚持做气功操，之前的腰痛肩痛也轻了许多。辟谷期间我感受到了婴儿般的睡眠，早睡早起，睡眠充足，每天都是自然醒来，内心感到很幸福和欣慰。复食第 5 天我排了 3 次便，感到了以前从未有过的舒服和清爽。复食第 6 天开始恢复正常的排便规律。

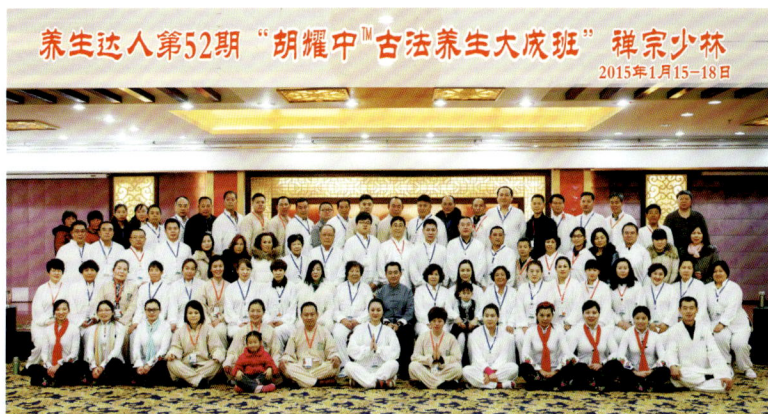

养生达人第52期"胡耀中"古法养生大成班"禅宗少林
2015年1月15-18日

　　通过这次辟谷，脸部肤色和身体改善的效果让我满意，而且排出了身体的垃圾和毒素。但这还不是我的最终目的，我不仅要把自己的身体调理得更好，还要鼓励家人、朋友们来参加辟谷，让他们都能体验和感受辟谷带来的愉悦和自信。

四、皮肤病的调理

例一：牛皮癣、气管炎的调理

　　我到现在已经辟谷两次了。之前我对辟谷也不是太了解，刚听说的时候感觉挺神奇的，不吃饭就不会饿吗？带着好奇的心理，我决定试一试。以前我的健康状况很不好，身体很虚弱，有牛皮癣、气管炎，肾功能也不是很好。我第一次辟谷21天，体重减轻了11kg，牛皮癣也好了很多；辟谷前我喉咙痛，还有点咳嗽，脸色也暗淡无光，辟谷后喉咙不痛了，也不咳嗽了，现在脸色明显有光泽，皮肤好了很多。我第二次辟谷 14 天，感觉更好了，轻松了很多。

两次辟谷过程让我发生了很大的变化，精神状态非常好，能够思路清晰地安排好工作，面对事情的心态也比以前平和多了，感觉真的非常不错！辟谷是咱们老祖宗留下来的宝贝，对我们的身体健康的调节有非常明显的效果，特别是经常应酬忙碌的朋友们。我会让身边的朋友看到我的变化，希望能影响到他们，帮助他们也来调理身体。

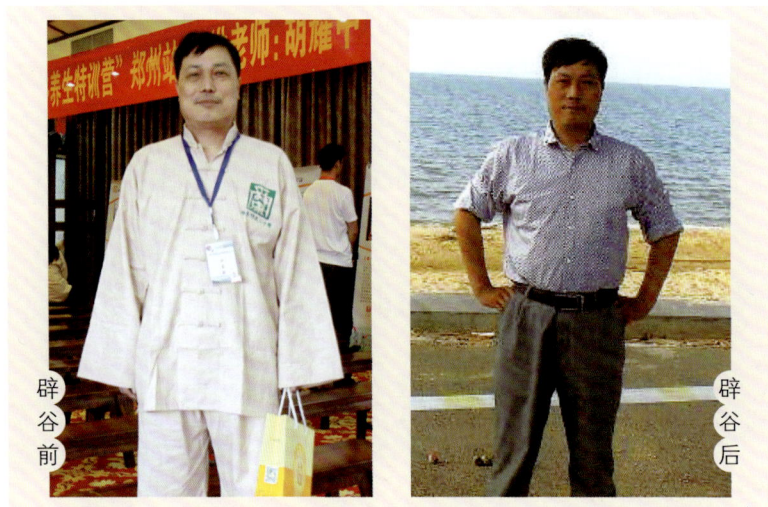

辟谷前

辟谷后

例二：湿疹、肥胖的调理

我在 2012 年接触辟谷，来到了胡耀中老师的养生课堂。辟谷之前我有多年的手部湿疹，每年两个季节手都起疱，流脓水，很痒，已经困扰了我 10 年。第一次辟谷 21 天后，湿疹完全好了，没有再复发过。2013 年 12 月月经期间因生气导致血崩，流血不止，非常严重，输血的袋子一天能流4袋。家人非常担心，陪我去医院，医生对我做了各种治疗都没有起作用。正当绝望时，我突然想起胡耀中老师，就打电话问了一下，胡耀中老师说我可以尝试一下辟谷。于是我自行辟谷两天，神奇的是血止住了，第三天就没有了，医生都觉得纳闷，虽然我解释不了，但是我相信这就是辟谷的神奇所在。我现在体重保持在57.5kg左右，比之前瘦了11.5kg，气色也好了，皮肤变得紧致了，看起来比原来至少年轻10岁。我是辟谷的受益者，我在公司还专门增设了一个辟谷宣传栏，让更多的人了解辟谷，帮助更多需要帮助的人。

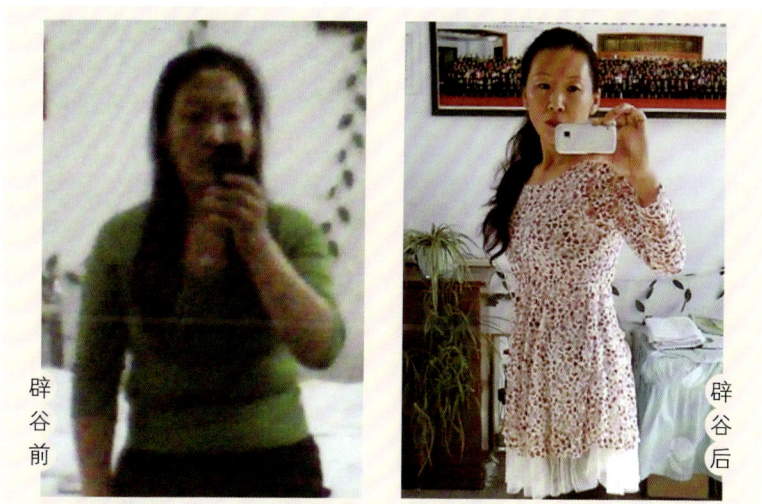

辟谷前　辟谷后

例三：毛囊炎、高血压、结肠炎的调理

我是在朋友的介绍下来到胡耀中老师的"鹰王重生辟谷养生特训营"。刚开始的时候我非常好奇，就先来了解一下，看

看到底是不是真的。我是做餐饮连锁的，工作量较大，每天接100个左右的咨询电话，需要不停地讲解，不停地重复。还在辟谷期间开车去了6个省，白天谈业务，晚上赶路，6个省共跑了3000多千米路，却没因此耽误任何的行程，也没有懈怠处理一件工作，反而比平时工作效率还要高。

这次辟谷14天，虽然只有短短的14天，不过感受非常深刻。

首先是困扰多年的毛囊炎没有了；其次降压药停掉了，现在的血压是130/90mmHg，之前是140/100mmHg；还有就是连续好几年的结肠炎，经常性腹泻，现在也完全正常了。

没有想到的是辟谷之后我的酒量竟然变大了，精气神比之前好太多了。通过自己的亲身经历，我发现辟谷是一个非常好的养生方法，以后就算再忙，我也要安排时间辟谷。

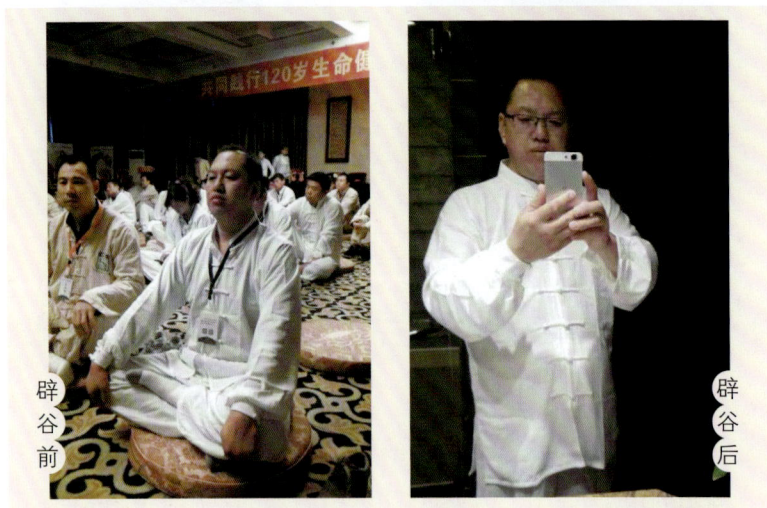

辟谷前

辟谷后

例四：湿疹的调理

我是几年前得了湿疹，一年四季都不能穿短袖，发作时很难受，试过很多种方法都没有根治，病情一直反反复复。一次偶然的机会，我从朋友那儿了解到了辟谷，就想着尝试一下，于是我就参加了辟谷培训班。辟谷第 3 天我就感受到了身体修复排毒的变化，在辟谷之前我的湿疹就发作了，在辟谷第 10 天左右湿疹不仅没有好转，反而还加重了，当时很痛苦，想着要放弃了。经过与客服的沟通，我坚持到第 13 天的时候湿疹开始有了明显好转，复食时又控制了饮食，感觉更好了。14 天的目标达成，让我完成了一次生命的洗礼，精神的蜕变，思想的升华！

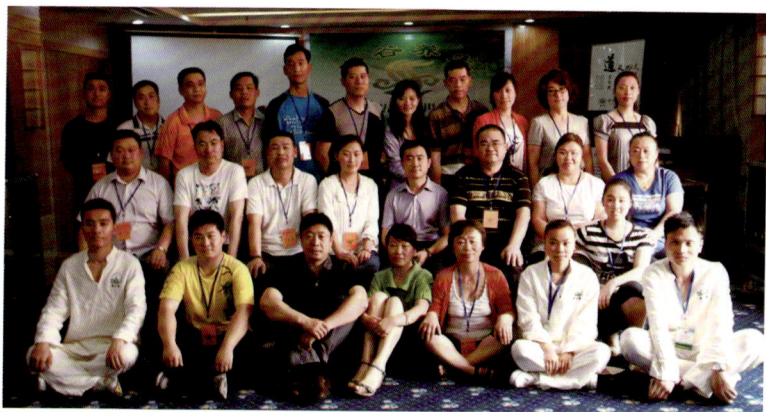

例五：湿疹的调理

我今年 51 岁，分享我第一次参加辟谷身体上发生的变化。

辟谷第 1 天出湿疹（手上及肩膀上），及时发图片私信班主任老师，老师说这是气冲病灶排毒的反应，湿疹发出来是好事情，让我不要太紧张。老师告诉我感觉痒不要抓，用手拍打缓解，做做艾灸。说实话当时我是怀疑的，特别是做完开智健身操后出汗就特别的痒！当时真的很想偷偷去用药擦涂的。最后想起了胡耀中老师的8字真言"简单、相信、听话、照做"，我照做了，去拍打痒处，有缓解，我信了。

辟谷第2天，舌苔变白，脸上皮肤感觉比以前用洗面奶洗还要光滑！湿疹还是有痒的现象，还是红的，但是范围没有扩大。

辟谷第3天，全身皮肤光滑，洗澡已可不用洗浴用品了，湿疹痒的次数明显减少了，而且开始由红变淡！身体其他部位暂也没什么不适感觉。

辟谷第4天上午，湿疹明显由红变白变淡了很多！而且不再有痒的感觉出现了，做开智健身操出汗也没感觉到痒！这是好的表现吧？太高兴了！

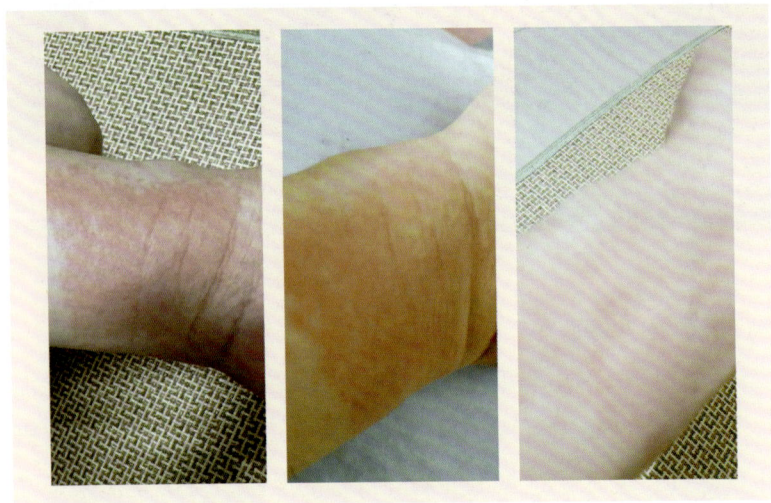

通过辟谷让身体能自我修复，不用药物，幸庆我当时没偷用药！真是太神奇了！

五、其他疾病调理

例一：减重、身材变好，性格改变，沟通方式改变

我身高 164cm，18 岁体重就是 69kg，多年来一直在寻求减肥的方法，比如加大运动量和少吃，结果到 51 岁，体重反而升到了 73kg。那年父亲因脑溢血住院一个月，让我深刻意识到肥胖的后果，再加上想以良好的形象出现在女儿的婚礼上，于是开始运动减肥。结果由于汗水出多了，又受凉，严重感冒。无意间看见胡老师的视频，抱着试试的态度买了十堂课，认真听了不少于 20 遍。通过一年多的辟谷、轻断食、瑙力法、洗髓功、打坐、断糖饮食、经常看胡老师直播学习，体重从 73kg 减至 58kg，状态也判若两人，一年多不见的同学见到我惊呼，说我脱胎换骨啦！

之前因为脾气大，严重失眠，焦虑，抑郁。见到谁都像欠我几百万似的，总和客户争吵，和同事也很难相处，动不动就发火；而且心胸比较狭隘，嫉妒心特别强，老公也说我更年期严重，和我待在一起是如履薄冰。现在老公说我变化太大，越来越有女人味儿了。同事们也说我人变美了，性格也变得温柔了，心胸也变得开阔了，也愿意和我一起交流沟通解决问题了。

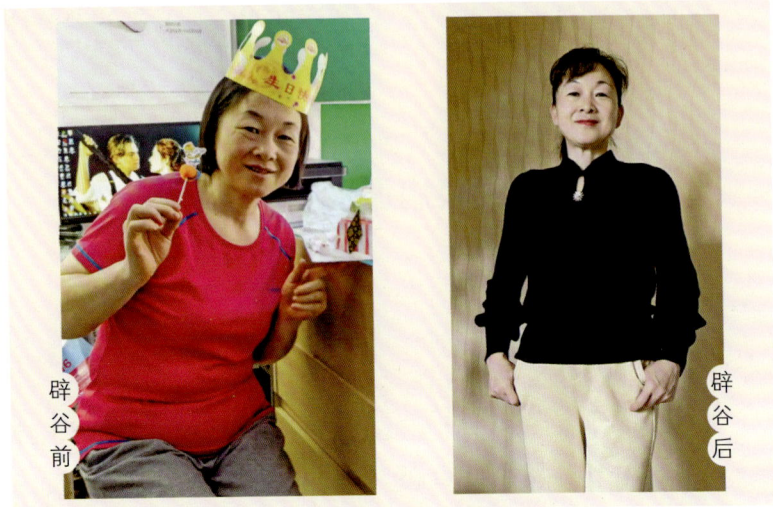

辟谷前

辟谷后

　　最让我开心的是和孩子们的关系越来越好。之前总是跟孩子大吵大闹，从来没有好好沟通过，孩子的工作和生活中也感觉帮不上忙，害怕跟孩子打电话。现在孩子看见我瘦了，性格也变了，也愿意和我交流，经常打电话请教我健康生活的方法，并且也在实施轻断食，低糖饮食，打坐。每次跟孩子打电话都会用我学到的知识来化解他们工作上的烦闷和苦恼。

　　自从身材、性格、相貌发生了巨大变化以后，一切都变了，感觉自己的生活也特别幸福美满，儿女们都变得乖巧、懂事、听话了。真的验证了那句话，当自己改变了以后，周围的一切人和事物都发生改变了。发自内心地感谢胡老师的团队改变了我，重塑了我的人生下半场！

例二：老花眼、耳鸣、老人斑的调理

　　我今年已经 61 岁了，身体其他方面都很好，就是老花眼、

耳鸣比较严重。女儿比较孝顺，给我报名参加了胡耀中老师的辟谷班，让我来调理身体。在辟谷第 3 天，我起床洗漱后发现舌苔很厚、黏稠，口及身上发出一股臭气。辟谷第 7 天，我惊奇地发现十多年的秃顶竟长出微细头发，耳鸣声音小了很多，而且手上和脸部的老人斑也逐渐消退。原定辟谷 7 天的我此时信心大增，决定再辟谷 7 天。到了辟谷的第 14 天，我感觉精神很好，虽然体力不太好，但眼睛看东西已经有明显进步，以前一到傍晚就什么也看不清，现在已经可以看清灯的轮廓。于是我又决定再辟谷 2 天，一共辟谷 16 天。在复食期间，我的眼睛功能状况每天都有进步。在这一段时间，我深深体会到辟谷期间必须具有信心、耐心和决心，真是不虚此行。此外，我还跟胡耀中老师学习到人要心存感恩之心。这一切的一切都要感谢我的孩子及辟谷传播者胡耀中老师的带领，这次的辟谷让我终身难忘。我还会再做第二次、第三次……从而改变身心，

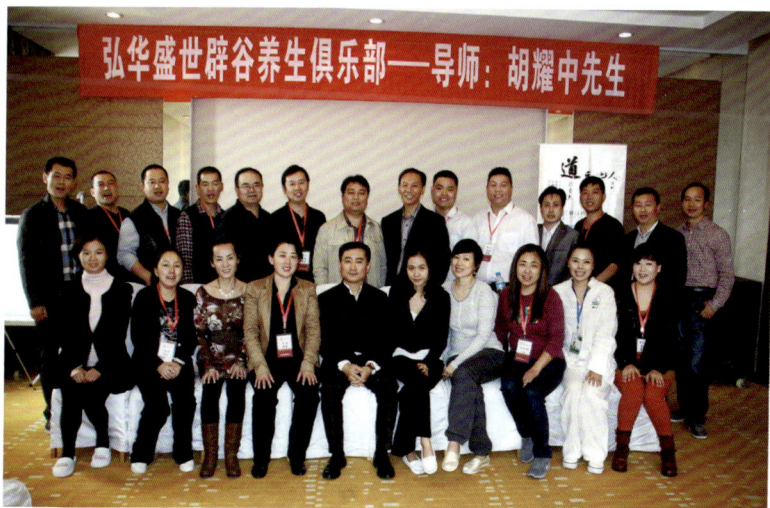

获得完全健康！

例三：腰椎间盘突出、甲状腺肿大、胆囊炎、偏头痛的调理

我从小就多病，身体不好，肺部功能不好，还有腰椎间盘突出、甲状腺肿大、胆囊炎、偏头痛，在 20 多岁时就开始有这些病，痛苦了这么多年，一直没有寻求到好的方法来治愈。30 多岁时我开始办企业、搞研究，也很愿意接触新奇的东西，所以第一次听到胡耀中老师讲辟谷，我就想一定要来试试，辟谷到底有没有像胡耀中老师说的那么神奇……所以，2011 年 3 月开始，我第一次亲身体验辟谷的神奇。

我过去练过气功，有了一些功底，所以我第一次辟谷就进行了 71 天。

通过这次辟谷，我感觉自己的身体在不断变化，不断调整。我在辟谷到 15 天时才开始排泄，排出来的全是像中药汤

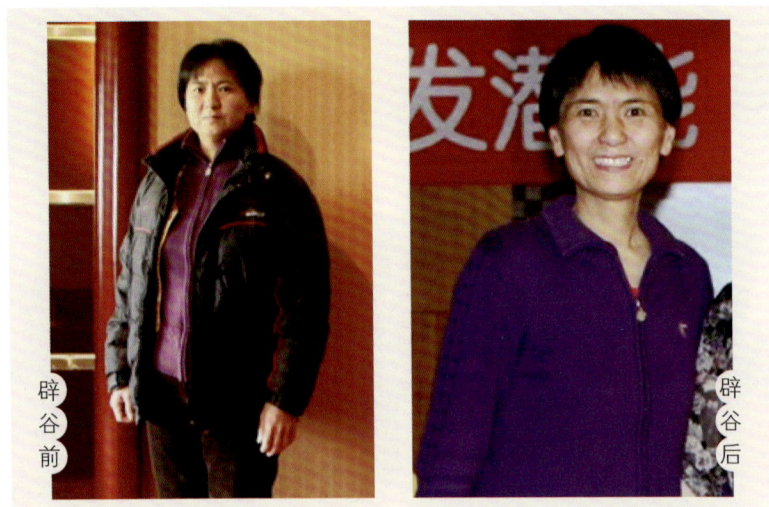

辟谷前

辟谷后

一样的东西，这种状况持续了半个月左右。辟谷的一开始我的手是黑红色的，通过排毒现在已经逐渐变成了粉红色的，有明显的气血上升和血液净化的感觉。我辟谷期间每天会观察我的辛甲（指甲上面的"月牙白"），随着辟谷时间的加长，气血不断上升，30天以后慢慢都开始长出辛甲。我感觉状态一天天变好，眼睛也一天天变亮，以前不愿开车，尤其傍晚看东西模模糊糊，现在开车一到晚上看见灯光感觉特别亮，像是换了一双眼睛，感觉非常好。

例四：失眠、肥胖的调理

这些年，我曾拼命地在人生的旅途中拼搏以求取得人生的成功。4年前的我，最多时一周六天时间站在讲台上授课，一个月最多25天奔波，每天早早起来安排一整天的工作，周末就是做计划、写方案，那些日子有业绩，有尊重，也有荣誉，

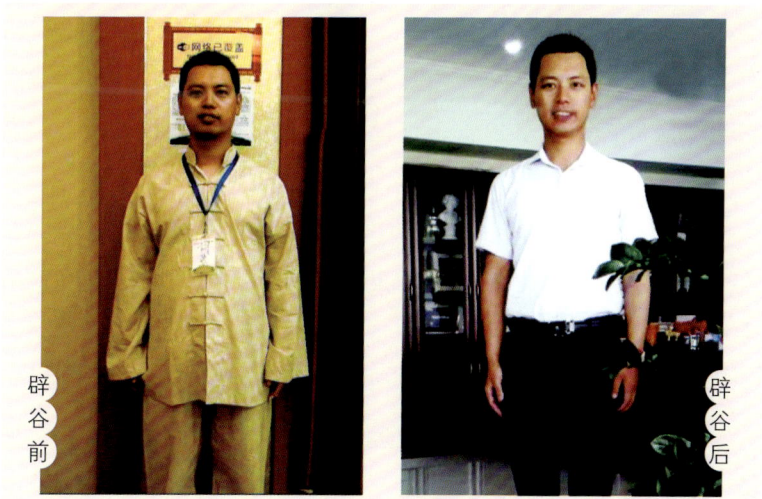
辟谷前　辟谷后

唯一没有的是一副健康的身体，当时我体重接近 90kg，饮食极不规律，经常犯困，头晕，出虚汗，白天嗜睡，夜晚失眠，诸多亚健康症状纷纷袭来。

后来我参加了胡耀中老师的古法养生大成班课程，辟谷后我身体各项亚健康症状均不见踪影，取而代之的是体重 70kg 左右，身体轻松，内心平静，遇事不慌，懂得了拒绝，更懂得爱自己与爱家人，最重要的是学会了一套让自己与家人健康的古法养生系统方法。

例五：乳腺胀痛、腹胀、胃痛、支气管炎的调理

我参加了 2 次辟谷体验，第 1 次 14 天，第 2 次 18 天，辟谷之后我的乳腺胀痛、腹部胀满、胃痛症状消失，每年必犯一次的支气管炎也没有再犯过，并先后 4 次排出了体内坚硬如石的宿便，身体内外感觉通透清爽，体重也由原来的 70kg 降至 64kg，人家都说我的外貌由原来的"妈妈级"变为"姐姐级"了，血压、血糖都在标准值内，目前感觉身体轻盈，双腿轻快有力，身心愉悦，皮肤光洁，无斑无皱纹。辟谷之后我开始喜欢吃清淡食物，喜欢素食，记忆力也增强了，思维敏捷，对事物的洞察力和感知能力提高。

在辟谷期间，我的心非常宁静，而且辟谷之后倍加珍惜养育生命的每一粒粮食和每一种果蔬。这种道家的养生方法不用一粒药物，让人的身体健康、身材美妙。辟谷这一传统文化得以传承是国人的一大幸事，值得每一位热爱生命、关注健康的人学习。辟谷利国利民，让人远离病痛，获得生活美感和幸福感，值得推广和学习！

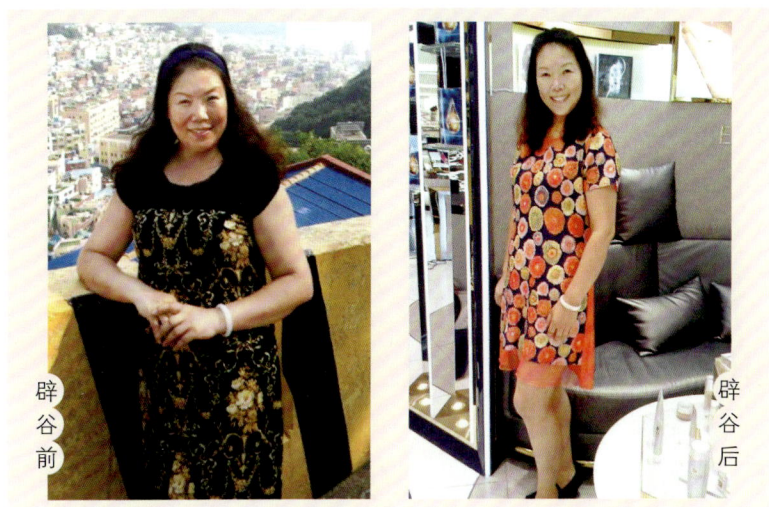

辟谷前

辟谷后

例六：肩周炎、胃炎、风湿病的调理

我今年 35 岁，可是因为经常应酬，年纪轻轻就天天挺着一个大肚子。之前我患有肩周炎、胃炎，并且有风湿病，一到

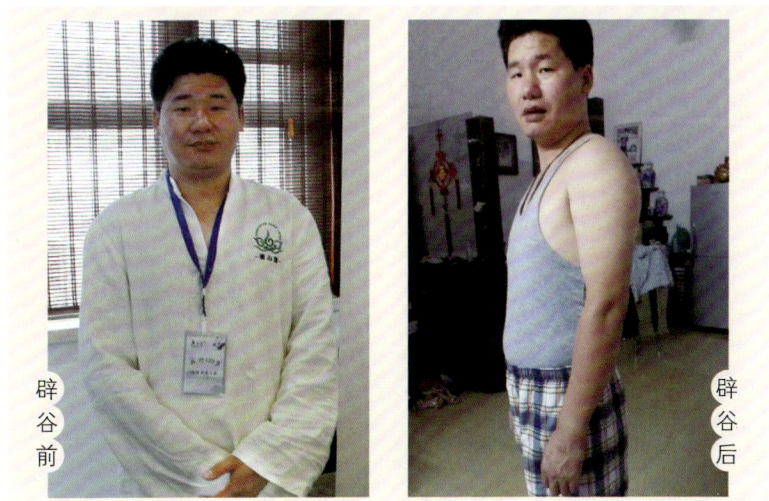

辟谷前

辟谷后

阴雨天气关节就疼得很。通过 12 天的辟谷，我的体重减轻了 9kg，并且辟谷期间排出宿便之后感觉浑身特别轻松。我一直坚持做开智健身操，现在肩周炎基本没有什么感觉了，吃饭也比以前好了很多，胃炎基本痊愈了。我准备在 10 月再次复训，下次的目标是辟谷 21 天，以更好地调理一下，将体重恢复到标准体重！

例七：失眠、免疫力低下的调理

我之前身体情况不太好，免疫力低，容易感冒，经常失眠，又有妇科病。对于西药我是非常不喜欢的，不过为了缓解身体的病痛又不得不吃。我一直在寻找各种途径来调理身体，远离那些药瓶子。听朋友介绍并亲眼见证他通过辟谷身体得到了改善，于是我就来到了胡耀中老师的辟谷课堂。

辟谷 7 天带给我很大的触动，体重减轻了 4kg，皮肤变得

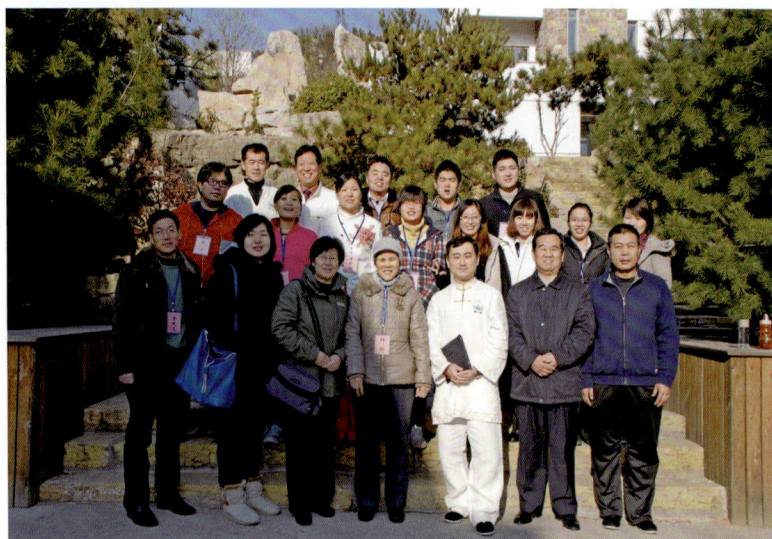

细腻白嫩，睡眠得到改善。仔细回想一下，我已经有 5 年没有睡过这么舒服的觉了。心情也特别好，就连眼前的世界都变得格外美好。下次我准备辟谷 14 天，把我的妇科病给调理好。

例八：尿潜血完全恢复正常，血压正常，白发变黑，低血糖好转

我体检查出了高血压、低血糖、尿潜血等问题，随着年龄的增长，病情越来越严重，就决心开始减肥，从 75kg 减到 65kg。虽然体重减轻，但这些症状并没有减轻，尤其是尿潜血还从（+）上升到（++），血压收缩压 136mmHg，也有慢慢上升的趋势，跑遍三甲医院的所有专家都说持续观察就行，不用吃药，也不用治疗，但我心知如果照这样的趋势下去，我的身体会越来越不好，这始终是一块心病，我不知道该怎么办了。

无意中看到胡耀中老师的直播，观点很新颖，引起了我的关注。于是，我抱着试一试的态度参加了第一次辟谷 7

隐血+-

2022.3.8

隐血-

2022.3.22

天，体重由 65kg 左右降到 60kg 左右，减了 6kg。若不是亲身经历可能我也不会相信，我的白发有的变黑了；血压正常了；低血糖好了，原来我节食时感觉的恶心，现在已经完全消失了。尿潜血也从（＋＋）降为（＋）。

之后我又参加了 14 天的辟谷班，并严格按照老师要求复食 14 天，复食完成后去医院检查，尿潜血直接从（＋）降为（±），我信心倍增，有希望了。我听取了胡耀中老师的指导，从三方面进行调整：心态、作息和饮食习惯。14 天后再次检查时已经完全恢复正常了，心里的石头终于放下了，激动的心情难以言表。

衷心感恩老师们对我从心到身的调理和不遗余力的帮助，因为缘分让我们相遇，感恩有老师们的相伴，赠人玫瑰，手留余香。

例九：头脑昏沉、严重贫血、失眠的调理

我是参加胡耀中老师的新疆辟谷班。其实之前我没有想参加辟谷，是老公给我报的名，因为身体一直不好，老公劝我尝试一下。

我从 2005 年生完小孩后身体一直都不好，每次到医院体检血红蛋白都特别低，但是一直都调理不过来，精神状态也不好，没有精力带孩子。2011 年我吃了一年的中药，但是没有任何起色，头脑仍然是昏昏沉沉，晚上睡不着觉，连正常睡眠都保证不了。

我在参加辟谷之前一直不相信那么多天不吃饭，不但不会饿死，还能保持体力？但是上了 3 天课后，我决定要辟谷

21 天。

在辟谷的 21 天中，我能坚持下来，是因为我接受了意念辟谷，我决心一定要把这种尝试坚持下去。在辟谷期间我一直坚持写日记，现在已经写了 3 个多月了。

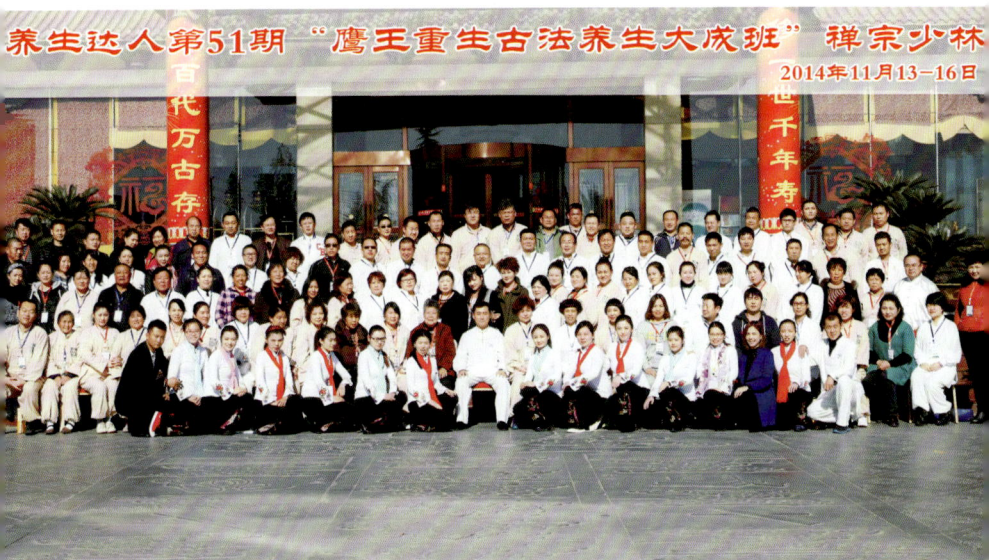

上周我去医院做了体检。之前我去做血常规检查，每次白细胞都是在下降，正常人应该是 40000 ～ 100000/mm³，而我只有 16000/mm³，连医生都替我担心；但是辟谷 3 个月后，我任何药都没有吃，白细胞已经涨到 30000/mm³ 了。生完孩子以后我一直都没有好好睡过觉，但是辟谷这 21 天，我睡眠特别好。因为我婆婆睡眠质量也很差，所以我这次也给婆婆报了班，让她也调理睡眠。因为我觉得一个人白天要上班，晚上如果得不到良好休息，那就是慢性自杀，人肯定不会健康。

　　我在辟谷期间精力相当充沛，早上 7 点钟起床，到晚上 11 点钟睡觉，几乎一直都在忙于家庭事务及照顾孩子，每天都马不停蹄，中午都不能休息，但是我的精神特别好，底气特别足。在辟谷 12 ～ 13 天的时候，我达到了辟谷的最佳状态，虽然腿部稍感无力，但是精神状态好，大脑思维、说话语速和头脑反应特别快。在这 21 天过程中，每隔 6 天我就排一次便，虽然 21 天没有吃任何东西，但是仍然有排便，我想这可能是因为体内堆积的东西比较多。辟谷期间我的体重从 68kg 减到 58kg，皮肤感觉绷得紧紧的；复食之后体重恢复了 5kg，但是穿衣服感觉身体的肉是紧的，不像之前那么松弛，体形也明显改善，让人很有自信心。

　　通过这 21 天，我现在对辟谷已经从半信半疑转变到坚定不移了。2012 年我会把辟谷放在首位，因为我们这个年龄的女性身上肩负着孩子、老人、丈夫以及事业的责任。通过辟谷，我的感悟特别多，希望能对家人、朋友、同事有所帮助，让他们拥有健康的身体，健康去生活，这是我最大的收获。

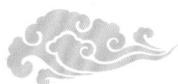

第五章

古法养生之系统构建

　　从事健康管理十几个年头了，除了线下服务的数万名学员，在互联网上也累积了几百万的粉丝。因为大多数账号是以胡耀中辟谷这个名字出现的，这让大家形成了一个固有的印象——耀中堂是减肥机构，就是做辟谷的。这么说也没有错，但经过多年不断的发展，我们早已从单一产品延伸到一个多元化的系统，旨在于满足会员身、心、灵全方位的健康需求。

　　接下来让我为这套系统做一个目录索引吧。

　　我在每天的直播中大部分讲的是家庭关系的内容，每天早晨会有两千多人来跟我一起学习成长。其中也有人问：你们不是做健康管理的吗？为什么只是讲家庭关系？有一种说法是现代女性的大部分健康问题是由家庭关系造成的。通过我们十几年的数据统计，对这种说法深以为然。我们发现有乳腺问题的，大部分夫妻关系都不是很和睦，那么在调节的时候应该对乳腺做文章，还是对夫妻关系入手呢？胃病源自无法言说的愤怒，如果不在这个原点上解决问题，治了多年，他从胃病变成老胃病，这种例子也比比皆是。你有没有注意到有甲状腺问题的人，往往性子比较急，讲话像打枪一样快，如果不去修身养性，切了又切，能解决问题吗？血糖高的人只是吃药在控制血糖，却不知道自己有抑郁的倾向，而且控制欲又比较强，难道不是吗？相当一部分肾结石的人在夫妻关系当中都有一些隐瞒的秘密，虽然并不绝对，但难道这些在治疗的过程当中，我们应该忽视吗？

所以针对类似的问题，我们也推出了系列解决方案。例如在现代应用心理学里使用的家庭系统排列，可以帮你看到很多家族当中隐藏的力量。例如被掩盖的童年创伤，被忽视的人工流产，对家族中过世的人不能放下，等等。你知道很多在传统医学当中无法解决的疑难杂症，换一个视角就会发现居然如此简单。你相信同性恋者是因为他在母体内是双胞胎吗？如果你没有发现这个事实，而仅仅是认为他是一个病人，那你对他所谓的治疗倒不如理解为是又一次的伤害。如果大家对这种所谓的神秘力量非常好奇的话，可以听听我的系列讲座。也许可以发现一个你从未探知的世界，在那里，有些所谓的疑难问题居然如此简单。

还有，很多问题是由情绪导致的。这会导致一个人不断地胡思乱想，造成内耗，而时常感觉到疲惫或者了无生趣，你觉得这样的人身体会健康吗？吃什么样的药可以让他停止思虑，开始快乐呢？所以我们又推出了一个能量课程，叫红尘笑中禅，帮助大家重塑思维方式，提升快乐的能量。你能想象吗？一个绝望的母亲，带着因自残而伤痕累累的孩子来到这个课堂，你能体会她的无助吗？到了第3天，当她看到这个孩子笑容灿烂，载歌载舞的时候，妈妈坐在角落泪如雨下。她看到了自己的孩子不是病人，而是一个被压抑太久不能释放的人。之后这个孩子很快回到了学校，步入了生活的正轨。如果仅仅依靠住院和吃药的话，你觉得能够解决吗？有人问我，红尘笑中禅究竟解决哪些问题呢？我觉得最重要的是让一个人活得有奔头，有盼头，有想头，有活头，活在一种绽放的状态，而不是含苞待死。所以在课堂上看着大家欢笑，舞蹈，我曾经泪如雨下地说，生命本该如此！有人觉得快乐看起来好傻，不妨问问自己，你的指标异常，是不是因为你活得太"正常"了呢？学员毕业的时候经常说，自从得了"精神病"，整个人精神多了，你能理解吗？

再有，在过去的十几年当中我们发现，现代人慢性病增多的原因是他的自愈系统被关闭了，或者说他的身体没有足够的能量启动自愈系统，因为他长期处在一种过劳状态。我发现有些修行的人采用一种闭黑关的形式来让自己关闭眼耳鼻舌身意，迅速地恢复身体的能量。所以我们在此基础上研发了深度放松静心营，来唤醒一个人内在的生命能量。因为在那个无尽的黑暗当中，你终于可以摆脱这个繁华的世界，让灵魂跟上脚步，用心地静静地看一看自己。就像一个每天抱怨的人，觉得整个世界都是错的。而她从那个房间里出来的时候，深深地忏悔，她知道唯一需要改变的人是自己。之后的一个月她知道了什么叫境随心转，她发现老公变了，孩子变了，爸爸变了，整个世界都变了，然而真正改变的那个人其实是自己。关键是你有勇气让自己停下来，向你的内心认真看一看吗？类似的心理放松课程，还有颂钵疗愈和催眠系列。

当然关于心灵层面的体系建设，我们还在成长当中，也可以说是任重而道远。相对成熟的是身体健康的板块。例如除了清水辟谷，我们还在推行一种可以吃的"辟谷"，原理是一样的，都是强迫身体进入燃烧脂肪的状态。这种饮食方案在欧美称为生酮，在日本称为断糖，在我们的体系当中称为吃喝睡瘦身法，也就是只要采用对的饮食方案，即便吃饱了睡觉，你也可以轻松地瘦下来，同时达到降糖，消除炎症，预防慢性病的目的。为此我拿自己做实验尝试了100天，身边的人都觉得我疯了，然而事实证明，在这之后的几年中，已经有近万人跟着我们学习了这种饮食方案。有部分医院的医生也在强力推广这种方案，但是由于这对大众的固有生活习惯造成了强烈的冲击，比如不吃主食，断绝糖类，不食五谷，所以在推广当中还是有很多的阻力，为了更好地把这种饮食方案普及给大众，我们采用了线上讲座

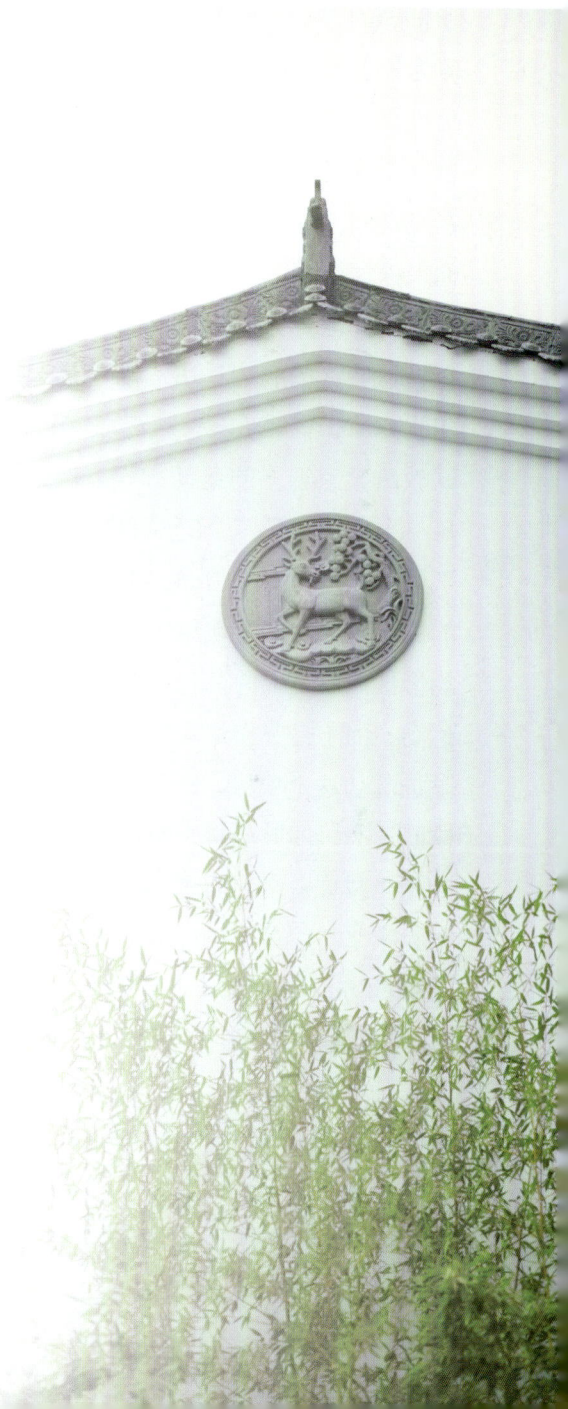

和辅导的方式。我跟很多人说，也许它并不一定完全适合你，但为什么不给自己一个机会尝试一下呢？毕竟相信比怀疑多一次机会。在英国有60%的2型糖尿病者采用这种饮食方案，让自己断除了药物，打破了糖尿病终身服药的魔咒。然而我们还在经常问，既然这么好，为什么医生不推广？把这个答案交给你来探索吧。

我们常说，谁管果没结果，谁管因能除根。从根源来看，也有一些人的病症是由运动不足导致的，常见的是身体乏力，四肢冰凉，皮肤暗沉，气滞血瘀，我们在过去的十几年当中尝试教给大家很多的运动方式。例如站桩、瑙力法、胎息法等，每一个项目都是一个门派的镇山之宝。然而我们发现方法是有了，能够坚持下来的确实不多，那么究竟是为什么呢？往人性的底层挖，我们发现第一个特征是馋，第二个特征是懒，很多的慢性病就是因此而起，想要解决这个问题，必须让大家爱上运动，而不是坚持运动。所以经过多方挖掘寻找，我们又引入了洗髓功这个项目。每天只需要练习10分钟，就会功效显著，皮肤透亮，四肢温暖，身体有力，恢复强化生殖功能。最重要的是当我们一个月后进行客户回访的时候，发现这种运动方法是大家坚持得最好的。终于明白，不是大众不愿意运动，是因为你的方法不够简单，见效不够快，换而言之就是不符合人性，所以运动管理才难以落地。我知道讲到这里很多读者会好奇，什么是洗髓功？篇幅有限，现在的网络那么发达，大家不妨上网去搜一下。有人说是强身秘法，有人说是房中邪术，那么你说呢？

以上篇幅给大家展示的，也不过是传统养生文化的冰山一角。真诚地欢迎大家来深入地了解这套系统，实证实修，度己度人。

十几年来，除了产品体系的日益成熟，我们的模式也在进行不断的升级，以满足大家多元化的需求。首先就是对大家的辅导完成了线上与线下的结合。年龄大的，问题多的，建议线下见面辅导。年轻的，想探索体验的，通过远程线上，这样就可以有效地节约时间和成本。这样的话，我们每天都可以同时服务几百人。让大家能够各取所需，丰俭由己。

其次是我们完成了基地与大课的结合。因为基地可以随时接待大家的预约，所以避免了大课时间场地固定，大家参与不便这种尴尬，更加灵活便利。

最后是完成了教练与产品的结合。我们会把自己印证过的相关健康产品推荐给我们的会员。帮助他们更有效地解决一些疑难杂症，例如胆结石、动脉斑块、幽门螺杆菌等，当然，相信随着时间推移，我们一定可以把更多更好的产品呈现给大家。

在创始之初我们常说，要定位为企业家的健康 4S 店，跟企业家们传递这样的观念——一辆超级跑车，只有在奔跑时才会体现它的价值，但在奔跑之后，千万别忘了去 4S 店保养，对于我们身体这部今生唯一的"跑车"，更应该如此。

那么，就让我们对这家"生命跑车 4S 店"的部分服务做个相对深入的了解吧。

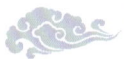

一、辟谷辅导

由于篇幅所限，这里只是做简单的介绍。我们的辟谷辅导大成班每月都会在各地开班，一般时间设定为 4 天。通过 4 天的辅导，我们必须确定每一位学员都进入了可以长期不吃不饿的辟谷状态，才可以"毕业"返程，在接下来的 7 天或 21 天的辟谷过程中，我们的客服团队会持续提供电话辅导和咨询，直到辟谷周期完全结束。所以，辟谷是必修课，但不是唯一的辅导内容，如果和其他方法相辅相成，则可以达到"全方位、无缝隙"的调理效果。

为了让更多人了解辟谷，体验辟谷，在互联网大潮到来时，我们每周也为较年轻的职场人士提供七天的远程在线辅导，但对于较为年长或身体状况较为复杂的学员，我们依然还是建议参加有陪伴、有检测的面授课程，以保证效果和安全性。

二、周天养生

我 17 岁开始练习气功，当时同修们大都怀着一个梦想而刻苦练习——打通大小周天！苦无明师指点，折腾了两年，大伙都选择了放弃，把打通周天仅仅当成了金庸小说里无从考证的传说，大概和《九阴真经》画了等号。

直到 2012 年甘肃省卫生厅厅长刘维忠的一个非常举措，通过新闻媒体和一系列的批判之声，让真气通督再次进入公众的视野，引发极大的关注。

甘肃"打通任督二脉"事件引发关于中医舌战

http://www.sina.com.cn 2012年5月30日18:48 新民周刊

中医"粉""黑"大战任督二脉

刘厅长已经奔着养生旅游这一GDP新增长点大踏步而去，被他拐在身后的中医粉和中医黑还在原地混战不休。

实习生－孙骏华

2012年还没过半，就有网友评出了今年最"神"新闻：5月23日，甘肃省卫生厅官网挂出消息说，甘肃省医务人员练真气，41人打通任督二脉。消息发布5天内微博搜索结果就达52万之多。与此同时，中医江湖再次硝烟弥漫，中医"黑"和中医"粉"就任督二脉陷入混战，而局中人——甘肃省卫生厅厅长刘维忠早就带着他的属下们去通下一关了。

到底打通了什么关？

据甘肃省卫生厅官网发布的消息，当日甘肃省卫生厅厅长刘维忠参加"真气运行学骨干培训班"的结业仪式。参加此培训班的有省级9家医院和各市州人民医院、中医院、藏医院的领导及医务人员共47人。41名学员打通任督二脉仅用了9天。

消息一出，迫于各方面压力，当地医疗管理部门暂时沉默，相关网站也无法打开，让一些"科学打假"人士再一次体会"胜利者"的"喜悦"。然而令人出乎意料的是，仅仅过了 1 个月，国家卫生健康委员会就发文力挺，并建议试点推广。时至今日，不仅在国内遍地开花，在印度尼西亚等国家还被纳入国家医保范围，再次证明"实践是检验真理的唯一标准"。

在这样的大环境之下，爱好养生的我也开始进入课堂练习。毕竟《道德经》中也说："上士闻道，勤而行之。"

我的整个练习周期是 12 天，我是在第 9 天打通了"小周天"，感觉很奇特，先是感觉枯燥无聊，然后开始感觉丹田发热，小腹里有个气球钻来钻去。5 天左右，真气（像蚂蚁爬，又像电流）就爬过了后腰，此时感觉会阴跳动，甜甜的口水急剧增多，男性会出现一种较为亢奋的感觉，直到后来通关。这种感觉妙不可言，真是"道可道，非常道"，无论如何也难以用语言描述出来。之后的一周，我发现长期困扰我的胸椎痛不见了，而且再也没有复发过，关于"痛则不通，通则不痛"的中医理论再一次得到了验证。

我带来一起学习的有一位山东的谷友，60 岁了，年轻时腰椎在部队受了伤，腰中长期绑着固定的钢板带，始终不能弯腰。练习到第 8 天时就解除了钢板，第 12 天居然可以弯腰端起花盆行走自如。后期回访得知，他 30 年的腰椎病从此消失，庆幸当初没有接受医生开刀的建议。所以，在后来的养生课程中，我们就加入了周天养生法这样一个专业的练习模块。

（一）真气的来源与功用

1. 真气的来源

真气有先天和后天之分。先天之气是随着生命而来的，是由元精化生出来的，所以也叫元气。人在生活过程中元气不断消耗，因此需要得到后天之气不断地补充，才能够化源不绝。后天之气是由口鼻摄取的氧气和养料，随着血液循环到达组织间隙被细胞摄取后，在氧化过程中产生能量，是人体生命的物质基础和动力源泉。故《灵枢·刺节真邪》说："真气者，所受于天，与谷气并而充身也。"

2. 真气的功用

《黄帝内经》认为真气（元气）是先天元精化生，发源于肾，藏于丹田，借三焦之道通达周身，推动五脏六腑等一切器官、组织的活动。真气的功用是多方面的，且真气所在部位不同，表现出来的功用也不一样。

真气在人体内就和空气充满空间一样，无处不在。因为它是机体各组织细胞生命的物质基础和动力，五脏六腑、四肢百骸之所以能发挥正常的功能，就是依靠真气温养所赋予的能量。如果各组织细胞得不到真气的充养，便要衰退、死亡。

人体从胚胎时期到逐渐发育成长，进而寿活百岁，真气是根本动力。若能经常保持真气充足，那么身体永远是健康的，精神是充沛的。如果真气消耗而不能补充，身体也就渐渐衰弱了。《灵枢·天年》说："百岁，五脏皆虚，神气皆去，形骸独居而终矣。"真气消失，生命也就结束了。

（二）真气与健康

培养真气、促进真气的运行能充分调动人体内的本能力量，有效地和疾病、衰老作斗争，从而达到健康长寿的目的。所以身体和真气的关系也可简单描述为真气充足则身体健康，真气不足则身体衰弱，真气消失则生命结束。

然而，光有真气不行，还要能够顺畅地运行。根据中医理论，真气在人体内是按一定的规律和路线（经络）集中和运行的，只有真气沿着经络系统旺盛地运行，才能有节律地充养全

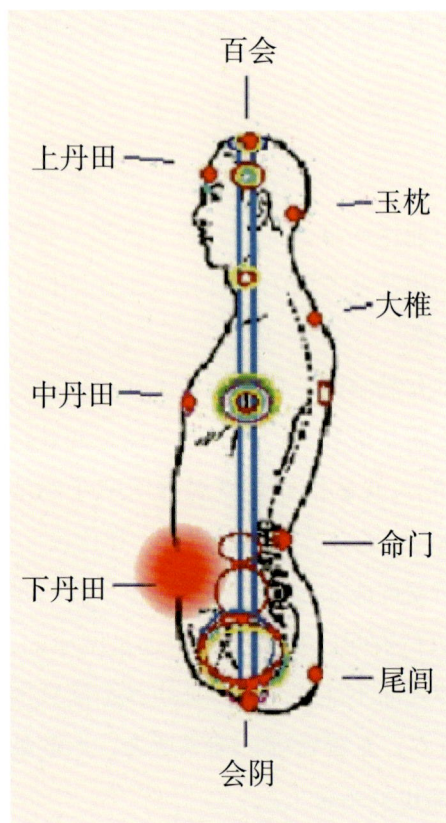

身，赋予各组织细胞生命活力。

胎儿在母体内受先天真气的推动、营养而生长发育。先天真气集中运行于任督二脉，为生命动力之大源。人在出生以后由于外感六淫、内伤七情、饮食失节、劳伤等，先天真气的运行道路便逐渐滞塞，甚至不通，这就使人体正常真气的运行产生障碍，身体逐渐衰弱，疾病乘虚而入，或者未老先衰。

所以，根据生命的形成、生长的规律，注意后天调摄和锻炼，培养本元，恢复先天真气的运行，就可以充分发挥机体的内在活力，增强自我修复、自我调节的本能，这才是抗病保健延年的根本办法。

（三）周天养生法调理的疾病

经临床验证，练习周天养生法对高血压、心脏病、糖尿病、肺结核、肺气肿、肝胆疾病、早期肝硬化、胃肠疾病、生殖系统疾病、慢性肾炎、类风湿关节炎、颈椎病、神经官能症、内分泌紊乱、顽固性皮肤病等 80 多种功能性和器质性病变均有显著疗效；更可喜的是还能激发人体干扰素的生成，提高人体免疫功能，对癌症早期患者的治疗和术后恢复都有很好的作用。因此，周天养生法调理各种慢性疑难病症、顽症效果明显，对急性疾病亦有疗效；而且标本兼治，没有任何副作用。

如果有兴趣学习，我们有线上和线下专业辅导，但是，据我了解，通过远程辅导练通的人凤毛麟角，是需要有师傅去教练和辅导的。目前的辅导机构已遍地开花，我们每月也为会员们开放了线下为期 7 天的深度辅导班，欢迎学习交流。

经常有人说没有那么多时间，其实是借口而已！到了住院那一刻，时间总会有的。所谓"痛改前非"，愚者是感觉到痛然后改，智者是预知到痛而提前改，或智或愚，尽在一念之间。

三、静坐

（一）静坐的功效

静坐又称为打坐、盘坐，总叫人自然而然联想起某些宗教的修行仪式，甚至有些学员在课堂上反复追问我：我是基督徒，真的可以打坐吗？没错，佛教的修行者非常看重打坐功夫，他们认为，要消除一个人的业力，唯有打坐、断食、诵

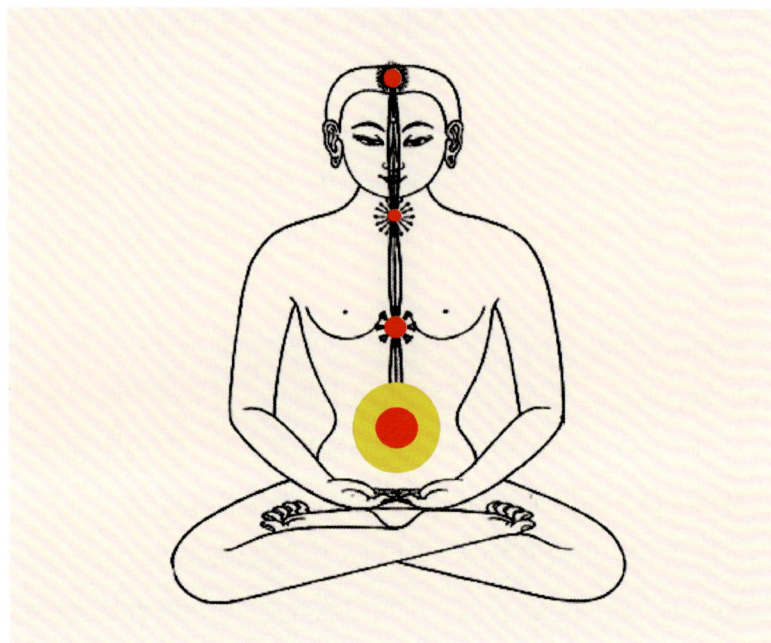

经、忏悔和放生等方法；道家也认为打坐是修身和养命的不二
法门；修炼瑜伽的人也一定离不开静坐和冥想。但是并不代表
只要打坐就是宗教修行，在欧美国家有将近 2000 万职场白领
也在练习静坐，旨在放松身心，改善睡眠，与宗教并没有任何
的关系。所以，站在养生的角度看静坐，就摆脱了许多形式主
义的东西。

　　我国传统的打坐养生功法最早可追溯到五千年前的黄帝时
代，据《庄子》一书记载，黄帝曾向名叫广成子的人询问、学
习长寿之道，广成子说："无视无听，抱神以静，形将自正。必
静必清，无劳汝形，无摇汝精，无思虑营营，乃可以长生。目
无所视，耳无所闻，心无所知，汝神将守汝形，形乃长生。"

打坐既可养生延寿，又可开慧增智，故各类练功门派及佛家、儒家、瑜伽术对打坐都很重视。

《太平经合校》曰："静身存神，即病不加也，年寿长矣，神明佑之。"

《坐忘论》讲："静定日久，病消命复。"

《太平经》曰："求道之法，静为根，久久自静，道俱出。"打坐不仅可增长功力及养生疗疾，还可以开悟增智，顿悟宇宙人生大道。

《性命圭旨》曰："人若知此天人合发之机，遂于中夜静坐。"

《太上虚皇天尊》云："虚无自然，道所从出，真一不二，体性湛然。"打坐还可以消除疲劳，增强记忆力。美国伊利诺斯大学的科学家对 40 名学生进行了静坐生理实验。观察表明，只要静坐 5 ~ 10 分钟，人的大脑耗氧量就会降低 17%，而这个数值相当于深睡 7 小时后的变化；同时发现，受试者血液中被称为"疲劳素"的乳酸浓度也有不同程度下降。而当身体和精神完全处于放松状态时，其记忆力几乎是无穷无尽的，而且发现打坐的人记忆力没有明显的饱和点，而这正是道家所提出"天人合一"理论的最好见证。

美国耶鲁大学医学院外科医生伯尼·塞格尔认为："沉思冥想是松弛思想的行动，可治视为绝症的艾滋病和癌症。"再次见证"调心为上"的理论。

荷兰科学家研究证明，打坐沉思者比其他人致病的可能性低 50%，在罹患威胁生命的重病方面低 87%。另外，科学家经研究还发现，静坐时大脑中出现的大量 α 波可明显促进一种激素的生成，从而会使血管扩张，促进血流畅通，还会使人体组织细胞进行新陈代谢不可缺少的物质——三磷酸腺苷明显增多，会大大提升人体的免疫功能。

美国俄亥俄州的某空军基地实验室科研人员从事大脑研究几十年后发现，人体的脑电波有几种不同的类型，即有 8 ～ 13Hz 的 α 波、14 ～ 25Hz 的 β 波、4 ～ 7Hz 的 θ 波、1 ～ 3Hz 的 δ 波。当我们大脑处于紧张、情绪激动或亢奋时，往往会出现 β 波；当我们处于安静休息的清醒状态下，在脑中会出现 α 波；在极度疲劳或熟睡时，大脑中出现的是 δ 波；成年人受到挫折、抑郁及精神病病人和少年儿童，一般大脑中更多出现的是 θ 波。《道枢》中曰："虚静至极，则道居而慧生也。"

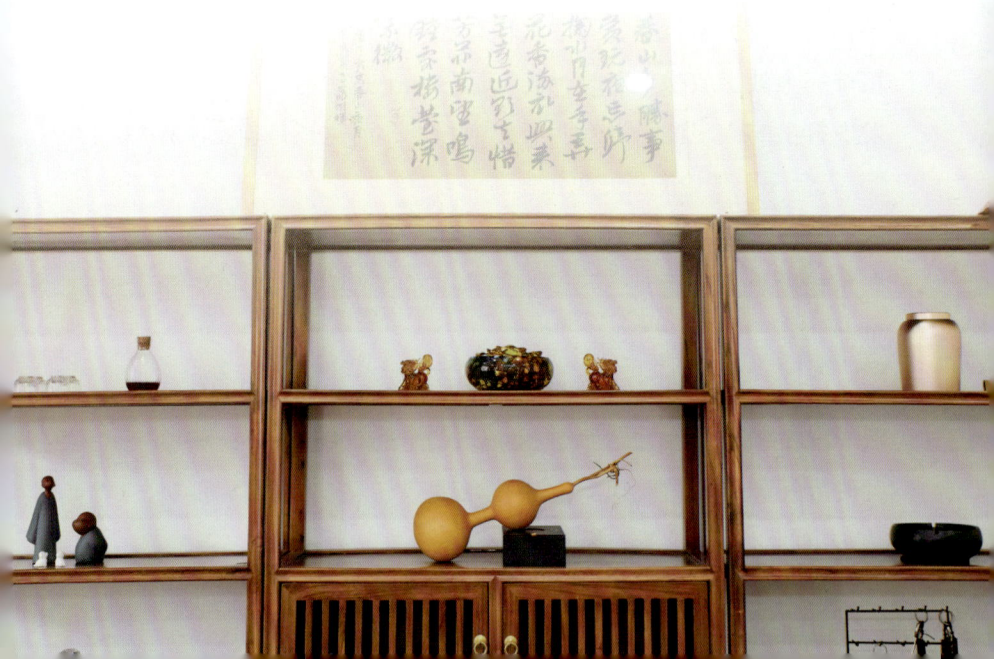

据新科学家网站近期报道：美国肯塔基大学的科学家发现，如果你一夜没睡，只要打坐 40 分钟就可弥补缺觉的不足。研究人员让 10 位一夜未睡的受试者分别打坐、阅读、聊天、睡觉，40 分钟后对他们进行"心理动作警觉作业"测试。实验结果令研究人员震惊，尽管打坐受试者都没有练过冥想打坐，但 40 分钟后他们马上就能有卓越的表演。而经 40 分钟小睡后的受试者，则需至少 1 小时后才能从朦胧中清醒。而聊天和阅读对恢复精力没有丝毫帮助。这说明冥想打坐对大脑功能确实有不可思议的益处。

美国哈佛大学华莱士教授在对修炼者做松静时的脑电波测试中发现，人体虚静时头部前额区和中心区的 α 波强度会大幅度增加，频率由 20Hz 以上减慢至 8 ~ 9Hz。原主要分部在大脑后枕部的 α 波节律逐渐向前额部位转移，其强度增高了 425% ~ 525%。

另外，科学家还发现，长期冥想打坐可增加前额叶脑皮层和右前脑皮层的厚度，而这些区域是控制人注意力和感知能力的主要部位，许多科学家、作家、发明家等的前额叶脑皮层都厚，而且他们的脑电波大部分时间都处于 α 波频率，这说明打坐确实能使大脑思维敏捷并容易产生灵感。

根据地球物理学家的研究得知，空间电离层与地球共振的休曼波是 8 ~ 14Hz，而这个频率与人体打坐入静时的脑电波基本相近，故在物我两忘的空灵境界下打坐，会发生人天共振。科学家经实验研究还证明，通过有序的训练，人体完全可以学会控制和调节自己的大脑电波。

发现超导电流通过隧道阻挡层的"约瑟夫森效应"并获诺

贝尔物理学奖的科学家约瑟夫森曾说："科学发展到今天，离开了冥思静坐的体验就很难走下去了。"许多科学家认为，超觉静思是大脑充分发挥功能的最高技术，它能够巧妙地激发大脑的左半球的力量去影响右半球，从而使右脑最大限度地发挥思维能力。

综上所述，打坐的作用不仅仅是强身健体、祛病延年、开慧增智，它还对探讨人体生命科学的奥秘起着积极的作用，甚至对科学技术的发展及揭开自然界之谜都有着深远的意义和作用。

（二）静坐的古今实践

因为打坐既可养身延寿，又可开慧增智，所以自古以来人们极为推崇。早在两宋金元时期，晁公武收进的《郡斋读书志》丛书中就有唐代道士司马承祯所写的《坐忘论》一卷，司马承祯曰："学道之初，要须安坐收心，离境住无所有，不着一物。自入虚无，心乃合道。"《黄庭经》中云："物有自然事不烦，垂拱无为体自安，体虚无物身自闭，寂寞旷然口无言。"《元始天尊说得道了身经》讲："夫修炼了身，饮食有则禁口独坐，口唇相沾，牙齿相对，眼不观邪色，耳不听淫声，洗心涤虑，对境忘境，外想不入，内想不出，莫起一念，万事俱忘。"

在打坐中由于思想和身体各部位都已放松，所以极易入静。司马承祯说："心者，一身之主，百神之师。静则生慧，动则生昏。"道家有云："大道全凭静中得。"

唐代大诗人白居易、王维、李白早年受佛道的影响很深，写了不少玄理禅趣的妙诗和令人难忘的绝句，而其中有不少篇章就是在打坐中悟出的。白居易在《在家出家》一诗中写道："中宵入定跏趺坐,女唤妻呼多不应。"李白在学道打坐后写道:"宴坐寂不动,大千入毫发;湛然冥真心,旷劫断出没。"

杜甫对挚友李白入道打坐激发的智慧曾有过这样的评价:"自是君身有仙骨,世人那得知其故。"《太平经》曰:"求道之法静为根,久久自静道俱出。"打坐贵在自然舒适,妙在自然天成。打坐的关键就是在"忘我"中入静,而只有这样才能体悟人生大道、世间真谛。《道枢》中曰:"虚静至极,则道居而慧生也。"

宋代文学家陆游、苏东坡、欧阳修也习修打坐,如陆游在《好事近·十二之六》中写有:"心如潭水静无风,一坐数千息;夜半忽惊奇事,看鲸波噀日。"

打坐的意义不仅是养生与开悟,另外还可促进学习、增强记忆。《鹤林玉露》一书中讲:"每见学者能静坐,便叹其善学。"朱熹也要求学生"半日读书,半日静坐。"明代王阳明说:"昔吾居滁时,见诸生多务知解,口耳异同,无益于得,姑教之静坐,一时窥见光景,颇收近效。"

自古以来打坐大多主张"面南背北"或"面北背南",而道家打坐、修炼更是如此。

让我们再认真地审视一下标准的打坐姿势,大家都会看出这同样也是个近似三角形的金字塔形状,而从头顶至下的三分之一处正是下丹田所在之地,也正好是"黄金分割点"之处。丹田为藏精之府,同时也是炼精化气之所,丹田的真气充盈凝聚成丹后可固本培元、贮存能量。另外,丹田还是任脉、督脉、冲脉经气运行的起点和归宿处,也是血气汇集和真气升降的生发之地。丹田是性命之祖、生气之源泉、阴阳之会，故历代养生名家都强调下丹田的修炼。

在我们的修炼中，不论内功、外功与打坐都很重视上虚下实，如果是上实下虚则成为头重脚轻的病态。所谓上虚，是指脐以上的上元轻虚，所谓下实则是指脐以下的下元充实。练功时姿势的重心只有放在脐下，才能使身体稳如泰山、舒适自然。

在我们打坐时首先要求做到头平正、身正直、口齿微闭、舌舔上颚、双目垂帘微闭、气沉丹田、全身放松。明代高攀龙所著《静坐说》云："静坐之法，不用一毫安排，只平平常常，默然静去，此平常二字，不可容易看过。"所以说打坐时的姿势是很重要的。

打坐时我们还必须做到"无为"。《太清中黄真经》云："专修静定，身如玉。"另外，打坐时还需内观，《云笈七签》中说："慧心内照，名曰内观。"

打坐还极易打开"会阴"。"会阴"穴又称铁门，是万箭不入之地，松此穴可牵动全身，有利于血脉流通、气息运行、启动真气而又不外散，故有强身健体、祛病延寿之功效。

《史记》中说："老子百有六十余岁，或言二百余岁，以其修道而养寿也。"《太平经合校》曰："静身存神，即病不加也，年寿长矣，神明佑之。故天地立身以静，守以神，兴以道。"《中经》云："静者寿，躁者夭。"

《坐忘论》讲："静定日久，病消命复。"南宋时期的爱国诗人陆游命终时85岁，他年轻时修道学禅也常习打坐，所以直至晚年身体都十分健壮并头脑灵活。据有关资料介绍，活了 101 岁的少帅张学良在年轻时常习打坐，故而长寿。

以上是古往今来从多个角度对打坐的论述，有些甚至会令人晦涩难懂，但如果在网络上看过印度宝莱坞制作的影片《灵性的实相》，我想很多人都会感觉到心灵的震撼，就像我第一次看到一样。该影片论述了静坐自我修复、开天眼、灵魂出窍、了悟生死等不同的修行层级。震撼之余也有不少人会产生怀疑：这是真的吗？这符合科

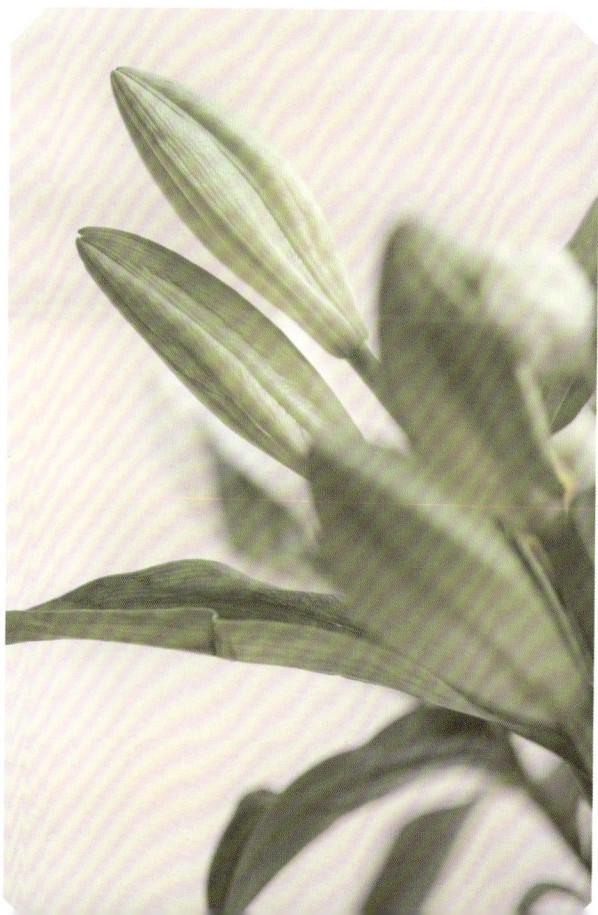

学吗？我本人在打坐中也会有一些奇异的感受，所以我认为没有实践就没有发言权。

国学大师南怀瑾先生曾说：睡觉和打坐都是为了恢复元气，但睡觉是大昏沉，效果远不如打坐，如果一个人可以每天深度打坐四个小时，完全就不需要睡觉了。辟谷可以不吃，如果打坐又可以不睡，那不真的成了神仙吗？

带着这种好奇与探索的欲望，我也时常进入寺庙去感受这种神奇的身心变化过程。不是因为信奉什么，而是那种环境确实可以让心灵以最快速度沉静下来。僧人们把这种行为称为内观或打禅七，在 7 ~ 10 天的时间里手机被没收，不许讲话（止语），除了动作要慢，要"觉察"自己，还要每天 10 小时左右的打坐。很辛苦，没有什么道理讲给您听，但自己真的会觉察到心灵的变化，妙不可言。至于身体层面，尤其是学会双盘之后，感觉双腿非常轻快。难怪同修们都说：每天双盘 20 分钟，可保 70 岁登山如壮年，我深信不疑。

（三）静坐的注意事项

入坐后身体表面的"卫气"会回到体内，就像睡觉时一样，人体处于不设防状态，所以不可受寒，不可当风，切记！难怪长期打坐的人即便在很热的天气也会以毛毯包裹双腿、后腰甚至颈部，此为前人体证的总结，不可不信。

因古人讲究"天人合一"，故在天气恶劣时（狂风、暴雨、雷电）不宜打坐，过饥、过饱、大怒状态下也不宜打坐，也不要在吵闹的环境中练习。

静坐初期会有腿部麻木、昏昏欲睡、杂念丛生等几个必经阶段，这是为修行者设计的一些障碍（否则人人都可以修行成功了），应予以克服。时间坚持够久，这些障碍就自然度过了。

静坐时微微出汗、口水增多、肌肉跳动、周身蚁爬感等都是气血活跃的表现，是好事，不必纠结，也无须强求。

静坐到有一定功夫可出现前额通过电流感，出现闪光、奇特影像，应坦然处之，不可追求所谓神通，继续以平常心练习即可。

静坐初期感觉枯燥，后来自有喜悦。非朝夕之功，贵在坚持，没有速成之法，过于急功近利，是不会在静坐中有很大收获的。初学者为减少腿部的痛苦，可以在臀部下加一个垫子，随着功夫日深，逐渐减薄或去除。

有部分人并不适合静坐，比如孕妇和一些特殊疾病患者。同时，静坐时要注意一些特殊反应。当然，如果有条件，最好能够在有经验的人指点之下进行静坐练习，不要盲目，也不要过于急躁。

（四）静坐的姿势与意念

这是静坐中关键的两点，任何初学静坐的人不可不知，其中尤以意念最为重要，否则就不叫静坐，只是盘坐熬腿而已。

1. 散盘

适合刚开始打坐的人，就是双腿自然盘坐，但要注意身体自然正直，做到"直而不僵，松而不懈"，下颚微收，舌尖轻轻抵于上腭，双手自然放置于两膝盖，整个身体不紧绷即可。但值得提醒的是，初学者会腿部麻木，应尽量坚持，不要频繁换腿，等到气血通畅，麻木感自然会消失，可于每次下坐后给予适度按摩和舒展即可。

2. 单盘

散盘如果每次都可以坚持 40 分钟以上，并且没有严重的不适，那么就有了一定的静坐基础了，可以尝试单盘。所谓单盘，姿势是一脚在下靠近腿根处，另一脚放在这条腿的上面，脚面和脚踝要接近腿根，并检查膝盖不可翘起，其他身体姿势要求与散盘相同，唯一不同的是麻木感会被膝盖和脚踝的疼痛取代，可下坐后

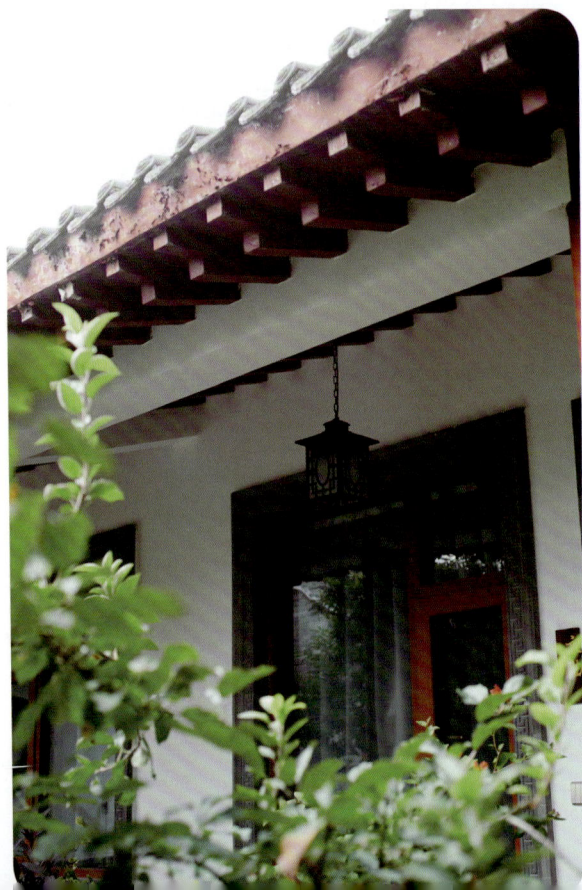

散步或按摩，注意防寒。

3. 双盘

双盘被认为是打坐的较高层次，也比较难练。关于双盘，一种说法是"欲降伏其心，必先降服其腿"，另一种说法为"纵是铁汉也难熬"，若双盘40分钟以上，当有此深刻体会。若单盘可坚持40分钟以上，就可以尝试练习双盘了。

双盘是在单盘的基础上，再把下面那条腿"掏上来"，把那只脚也放到另一条腿的根部，其他姿势不变。双盘的姿势其实是脚踝压住了大腿内侧的大动脉，为了打通动脉，心脏会加大力量泵血，因而能打通腿部血脉。在打通腿部血脉前，由于双腿动脉通过的血量减少，因此全身血液主要集中在上半身，而此时心脏又加大了供血力量，因此五脏六腑会得到大量的供血，可迅速改善脏腑功能，并促进大脑供血。

另外，特别要提醒的是，双盘打坐者坐禅结束后要双腿前伸，两手按摩脚心，以促进脚底血液循环。站起后两腿轮换侧压腿或弯腰。因为双盘容易导致腿部肌肉萎缩、腿骨变形成O形腿而走路飘浮无力。所以如果长期坚持打坐，按摩和侧压腿非常必要。

4. 呼吸和意念

这是最为关键的部分。呼吸要调匀，细而不粗，听不到呼吸的声音，但又尽量自然，不要憋气或故意放慢。开始习定时谈不上入定，最多达到入静就不错了。为了防止昏沉或心猿意马（这是初学者必经的），可采用"一念破万念"的方法，就是把注意力全部放于人中，关注鼻下的呼吸，每次呼气的时候心中默数一个数，但不宜太长，可由一到十，循环往复。刚开始几乎觉察不到呼吸，慢慢地会感觉到鼻端似乎有羽毛在轻轻扫动，那颗粗糙的心就开始慢慢柔软下来了，同时你会觉得自己杂念丛生。但不必为此烦恼，因为你本来心中就有无数念头，只是你平时觉察不到而已。唯一的解决方法只是时间的累积而已，别无他法。

（五）静坐的流派

静坐与辟谷一样，都有诸多流派，时常有人问我哪一家最好，还有人问为什么我教的方法与其他老师不一样。关于流派之争，我认为"存在即为合理"，没有哪一家最好之说。有人要求意守丹田，有人要求双手结印，就算你把这些高人的言论全部牢记下来，可能还是不会打坐，只是更"知道"打坐而已。

既然"不可说"，那就好好去练吧！免得各种理论学完后反倒冲突不已，变成"满脑子浆糊"的"邯郸学步"者。

有一句话是说给恋爱的人听的，用在这里也蛮合适——爱情就像在沙滩上捡贝壳，不要捡最大的，也不要捡最漂亮的，要捡就捡自己喜欢的，捡到了就永远不再去海边。修行也是一样，拜了师就不要再去听"别人说"，理论越少越单纯，不要做高谈阔论的"教授"，要做实修实证的"行者"。开始吧！

四、采气动功

静能养阴，动能养阳，人体本身就有这种大智慧，却偏离到只会用药物来滋阴壮阳，岂不就是愚痴？有人阳气不足了，身体就智慧地关闭他释放阳气的功能（生理性阳痿），他却用药物来催生释放，真是饮鸩止渴了。我年轻时喜欢练习静坐和红砂手气功，还是颇有收益的。后来社会对气功出现了一些或多或少的误解，我也就只好随波逐流了，就连在课堂上教授的一些气功心法，我们也尽量采用"做操"这样的词汇来代替，以避免不必要的

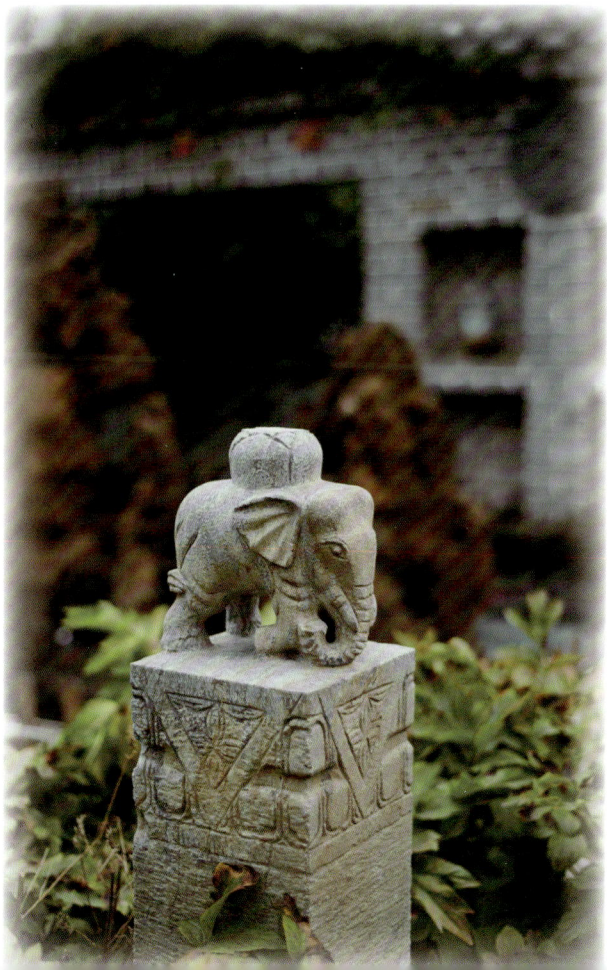

误解。

国务院办公厅在 2015 年印发了《中医药健康服务发展规划（2015—2020 年）》，该文件提出大力发展中医养生保健服务，推广太极拳、健身气功、导引等中医传统运动，开展药膳食疗。文件还明确支持中医养生保健机构发展，支持社会力量举办规范的中医养生保健机构，培育一批技术成熟、信誉良好的知名中医养生保健服务集团或连锁机构，鼓励中医医疗机构发挥自身技术人才等资源优势，为中医养生保健机构规范发展提供支持。

我知道，有了国家的大政策作为支撑，传统养生的春天又要来了。

所谓"采气动功"，是我们在课堂上教授的一套意念体操，与静坐相呼应，是一套调理颈椎、肩周、腰椎，用于拉伸和打通经络的方法。在辟谷期间坚持在指定的时间练习该功法，确实有增补元气的功效。

谈到"采气"，总有人把它和吞气混为一谈，其实是完全不同的。这里所说的"气"是一种能量，而并不是空气这样的气体混合物。

太极拳很好，但难于练习，而这套意念体操却简易得多，在课堂上人人都可以学会，跟着指导音乐进行练习，真的可以做到"拳打方寸之地"，$2m^2$ 的空间就足够成为一个人的练习场地了。我在多年前患有严重的肩周和颈椎问题，还不能正常下蹲（肾经与膀胱经不通畅），练习这套意念体操仅仅半个月，症状就大有改善，有些甚至完全消失。我建议谷友们可以终身练习，也让它终身为我们的健康保驾护航。

五、拍打拉筋

社会上一直有一种说法——拍打拉筋治百病，让我颇为好奇；关键是那位传播拍打拉筋的老师在电视上说它治千病万病，让我更好奇。终于忍不住，我交了几千元的学费去体验了一把。之所以忍不住去了，还因为他的体验营中也教授辟谷的方法。去体验之后我才发现，他所教授的辟谷其实是 3 天的初级断食（要喝姜汤、红枣和红糖水），不免稍觉失望。但我通过自身体验，发现拍打拉筋确实是一种不错的养生方法，对于很多慢性病的自愈，与辟谷异曲同工而又相辅相成。

也有人质疑我——胡耀中老师教了这么多方法，都是原创吗？我哑然失笑。古法养生数千年，如何考证谁是原创？大家都是传播者而已。有机构包装我为"辟谷养生第一人""古法养生第一人"，让我颇为无奈。"第一人"早在数千年前就已经驾鹤西去了，我们都是学习和传播者，就别再往自己脸上"贴金"了。在传统养生这个领域，我还是倡导所谓的专利和产权少一点，共享和合作多一点，毕竟这些都是民族的，是全人类的，"不为所有，只为所用"就是一种胸怀，一种格局，一种大气。

（一）拍打

凡病都不是独立的，而是整个机体的平衡被打破。病因是多方面的，不可顾此失彼而被某个具体病名或检查指标引入歧途，而是应该关注整个身、心、灵的健康。真正的中医不会太过关注仪器显示的各种指标，而更加关注"精、气、神"的状况，从而判断一个人是否健康，有时候望、闻、问、切的精准诊断远超各类电子产品。

如"精满不思欲，气足不思食，神足不思睡"。一个人在精满的状态，就能很好地管控自己的欲望，就像那些修行者总是无欲无求；相反，精不满就会欲望丛生，永远奔走在追求幸福的路上，却偏偏离幸福越来越远。练气功和瑜伽的人到了气足的境界，就很少吃东西或长期不吃；相反，气不足的人拼命把自己吃成胖子，百病丛生还是要吃，秉承"不吃活着有什么意思"的人生信条，奔走在与健康长寿背道而驰的路上。经常打坐的人和辟谷过程中的人睡眠时间急剧减少，却精神百倍，称为神足；与此相反，晚上失眠，心神不宁，白天又时常处于昏昏欲睡的状态，吃饱了犯困，开车也犯困，这就是神气不足。精、气、神表现不好，无论你的体检指标多正常，中医也认为你已经是病态了。

中医所说的病态和西医所说的病症并不完全等同，所以可以称之为亚健康。解决方案就是调心或外治，而不是用药。

1. 拍打原理

至于拍打，中国道家将其称为"调伤"，就是因为它可将旧病调出来化解；佛家将拍打称为"打鬼"，就是把体内的邪气、病气打出来。因此，拍打是集诊断与调理、调心与外治于一体的自诊自愈方法。

拍打很痛，然而"痛改前非"。拍打和刮痧拔罐相似的是都会出痧，让人视觉上感觉很恐怖，也有一些医生说这是皮下出血，对身体不好。严格来说，拍打造成的皮下出血对身体是一种损伤，而对身体强大的修复功能来说，这点损伤算不了什么，反而激活了身体的自愈力，在修复拍打损伤的同时，顺便自我修复了很多其他慢性病症状。而它最大的好处在于人人都能学会，人人都能实施，无须证书，无须专业，简单、安全、实效。唯一的"美中不足"是有点疼。

2. 拍打部位

理论上全身都可被拍打。但一般人都希望提高疗效，找到与自己的病相关的重点部位拍打。大部分疾病都离不开人体

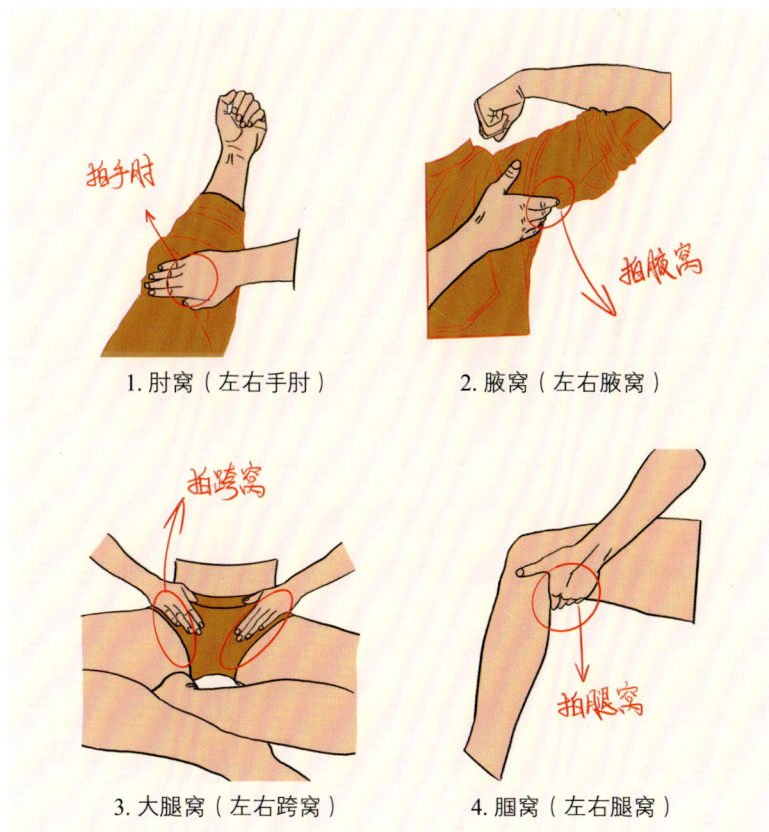

1. 肘窝（左右手肘）　　　2. 腋窝（左右腋窝）

3. 大腿窝（左右跨窝）　　4. 腘窝（左右腿窝）

12 条正经及任督二脉的瘀堵，打通这 14 条经络就可以治疗很多病。

通用部位是常用的重点拍打部位，是治疗很多病都可先拍打的部位，可以认为拍打通用部位其实是一种对全身经络的"地毯式轰炸"。最重要的八个通用部位是肘窝、腋窝、大腿窝、腘窝，左右两侧共 8 个部位。

既然叫通用部位，就意味着很多病拍打通用部位都管用，其他部位可根据病情在通用部位基础上增加。但无论何病，还是全面拍打疗效更好，即拍打部位越多越好。但也不能是"撒胡椒面"地乱拍，而是先点后面，即先把一个部位拍透了，再转移到其他部位。

3. 拍打要点

拍打时需要裸露拍打部位，最好在室内，做好保暖，缓慢增加拍打时间和力度。

拍打肘、膝关节时，须将其前后左右全拍透。

在拍打通用部位基础上，每个人可根据各自不同病情进一步寻找自己的拍打重点，即相关部位。相关部位大致按照病灶及经络学原理确定。

（1）头部疾病和五官科疾病，如耳聋、耳鸣、重听、各种眼病、面瘫、头痛、头晕、心脑血管疾病、中风后遗症、抑郁症、失眠等，皆可拍打头部和面部，头部包括头顶、头侧、前额、后枕等。

（2）颈椎、四肢、关节的各类痛证，原则上哪里有病就拍哪里，无论西医给你诊断的病名是什么，如颈椎病、关节炎、类风湿、痛风、积水、老年变形性退化等，皆可长时间拍打患处。

（3）各类心脑血管病、中风后遗症、肺病、乳腺疾病、哮喘、甲状腺疾病病人要多拍打手臂及腕关节内侧、腋窝、锁骨及其周围和大腿、小腿全部。

（4）各类妇科病、男科病、生殖和泌尿系统疾病，可多拍大腿根部（这是毒素沉淀较多的部位，也是经络、血管、神经、淋巴集中区域）、大腿内侧、小腹、小腿两侧。

（5）糖尿病、痔疮、便秘、肥胖症、胃肠病及其他慢性脏腑病患，如肝病、肾病等，可长时间大力拍打小腹、大腿内外侧、小腿内外侧、大腿根、肥胖区。

4. 拍打技巧

要用心拍打，坚信自己的病自己治疗效果最好，心念负面则起副作用。

要用实心掌展拍，拍打时感觉痛说明拍对了，每痛一下说明病业消除一点。自拍力度越大越好，越痛越好，只要能忍受；开始拍时稍痛，随后痛感会降低。

5. 拍打力度

拍打按力度的大小可分为文拍和武拍两种，如同煲汤煎药的火候分文火、武火一样，文拍即轻拍，武拍即重拍。

武拍、文拍应交替使用，应用的总原则是不可一开始就重拍，拍打力度应由轻到重。通常开始拍时痛感明显，过一会儿痛感就会降低，这时再逐渐加重力度。只要能忍受，拍打的力度越大越痛，疗效也越好。轻拍可达到与重拍相同甚至更好的疗效，但需要拍打的时间更长。对一个部位如果能拍打半小时以上，疗效更好。

6. 拍打时间和频率

人无论有病没病，只要情况允许，可随时随地拍打。

长时间持续拍打比分几次拍打疗效更好。每个部位拍打时间越长越好，拍打得越透越好，不可浅尝辄止；若时间充足，最好每个部位拍打一小时以上；若时间不够，可一天只拍一个部位。

7. 根据出痧颜色自我诊断

用拍打出痧进行自我诊断的基本原则：有病就出痧，无病不出痧；病重痧就重，病轻痧就轻；痧色越深说明体内之毒、寒、湿、热等邪气越重；有些痧还伴随包块出现。可以不必拘泥于病名，能通过拍打拉筋退痧止痛就是自愈有效。对出痧的颜色可用以下原则判断。

（1）潮红色：正常。

（2）红色：风热，多见于亚健康状态。

（3）紫红色：瘀热，容易出现酸痛。

（4）青色：痰湿，容易疲劳。

（5）紫黑色：瘀滞，体内毒素积滞，经络瘀堵严重。

（6）黑色：多是重病、慢性病或长期服用药物者。

根据出痧的部位可以判断出相应脏腑经络发生疾病或潜伏的病症，也说明相关脏腑的毒素正在被排出，自愈已经开始。

8. 出痧效果判断

凡出痧则说明有病，无病不会出痧。经络瘀堵严重者出痧较快，拍打不到一分钟就会出痧，且痧色较深；反之则出痧较慢，痧色较浅。

有的痧会在身体上移动，说明气血在自我调整，拍打疗效较好。

有些人拍打后出痧，拍打时间久后出深色点、痧块、痧条，严重者出现深色硬包块；有些人即使明显有病也不易出痧，比如病重的人，是因为气太虚而无力推动血行，需多次拍、武拍、长时间拍打才能慢慢调出痧；也有的人气虚、血虚却皮糙肉厚，痧毒太深，故很难拍打出痧。

有些人初拍出痧，拍几次后又不出痧，但过一段时间后又可拍出痧，说明身体状况在不断变化，也说明体内毒素在游走和变化。

有些人自己拍不出痧，但让别人拍打则很快出痧，说明拍打的力度和时间不够。

平时不出痧之处，患病期间拍打就会出痧，而且比平时拍打更痛；有些不易出痧之处重拍或让他人拍打却出重痧，此乃"气冲病

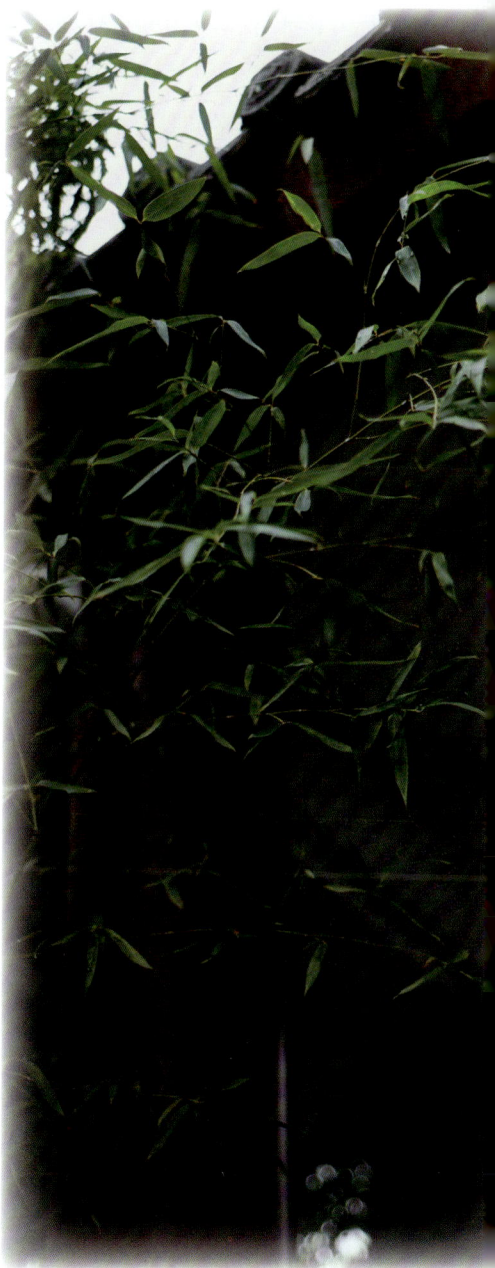

灶"的反应，说明拍打已将旧病、旧伤调出，是好事，可祛除病根。

9. 拍打效果最好的几种病

（1）各类痛证：如腰腿痛、肩周炎、颈椎病、膝关节病。

（2）慢性病：如糖尿病、高血压、心脏病、前列腺疾病。

（3）急性病：如胃痛、牙痛、痛经、酒醉、急性扭伤。

（二）拉筋

"筋长一寸，寿延十年""骨正筋柔，气血自流"，人从生到死的过程就是从软变硬的过程。小孩子可以很轻松地把脚伸到嘴里，而有些老年人连穿鞋都要别人帮忙，就是这么一个道理。

很多莫名其妙的病症，检查不出原因，后来发现居然与筋缩有关系，真是令人意想不到。公园里很多老人用不正确的拉筋方法进行锻炼，不但收效甚微，甚至适得其反。游泳要有教练，打球要有教练，拉筋要不要教练？答案是肯定的。

按照老师的说法，拉筋有数十种神奇的功效。我们并非专业研究拉筋法的机构，并没有对此一一印证，因此很难深入系统地阐述。目前我们在实践中发现拉筋的明显功效是使人腿脚轻快，男性的性功能增强，睡眠安稳。

我遇到的一例成功案例为腰椎间盘突出者，他的母亲、姑姑和姐姐均为医生，共同的建议就是做手术，但我告知若不解决筋缩的问题，过不了多久就会走上重复手术的老路，建议其试试辟谷和拉筋法。最终他在家里力排众议，走进了我的辟谷课堂，之后还在办公室里准备了一张拉筋床，每天进行拉筋锻炼。一晃四年过去了，他恢复了健康，既没有手术，也没有复发。难怪中国香港朱增祥大夫认为，95%的所谓腰椎间盘突出根本无须手术，只需拉筋（有些要辅以正骨）就可完全解决。关键是很多人更加相信所谓的权威，连给自己试一试的机会都没有，就毅然决然走上了手术台，不可谓不勇敢，不可谓不坚决。也许，这就是所谓"人的命，天注定"吧！

1. 拉筋的方法

拉筋方法一：卧位拉筋法

步骤1：平躺在拉筋凳上，臀部尽量移至拉筋棍处。

步骤2：躺下仰卧，右脚伸直倚在拉筋棍上，左脚屈膝落地，尽量触及地面，双手举起平放在拉筋凳上，做10分钟。

步骤3：适当放松活动一下拉筋的一侧腿，轻轻放下，将另一侧腿依上述方法开始拉筋，左、右侧转换，再做10分钟。

拉筋方法二：立位拉筋法

这是一种适合在办公室进行的拉筋法，特别有助于伏案工作者。

其步骤为：找到一个门框，双手上举扶两边门框，尽量伸展开双臂；一脚在前站弓步，另一脚在后，腿尽量伸直，身体正好与门框平行，头直立，双目向前平视。以此姿势站立3分钟，再换一条腿站弓步，也站立3分钟。

此法可拉肩胛部、肩关节周围、背部的肌腱、韧带。大家可以用此法自己在家治疗颈肩痛、肩周炎、背痛等症。同时，该法对拉开小腿后部的膀胱经也有利。

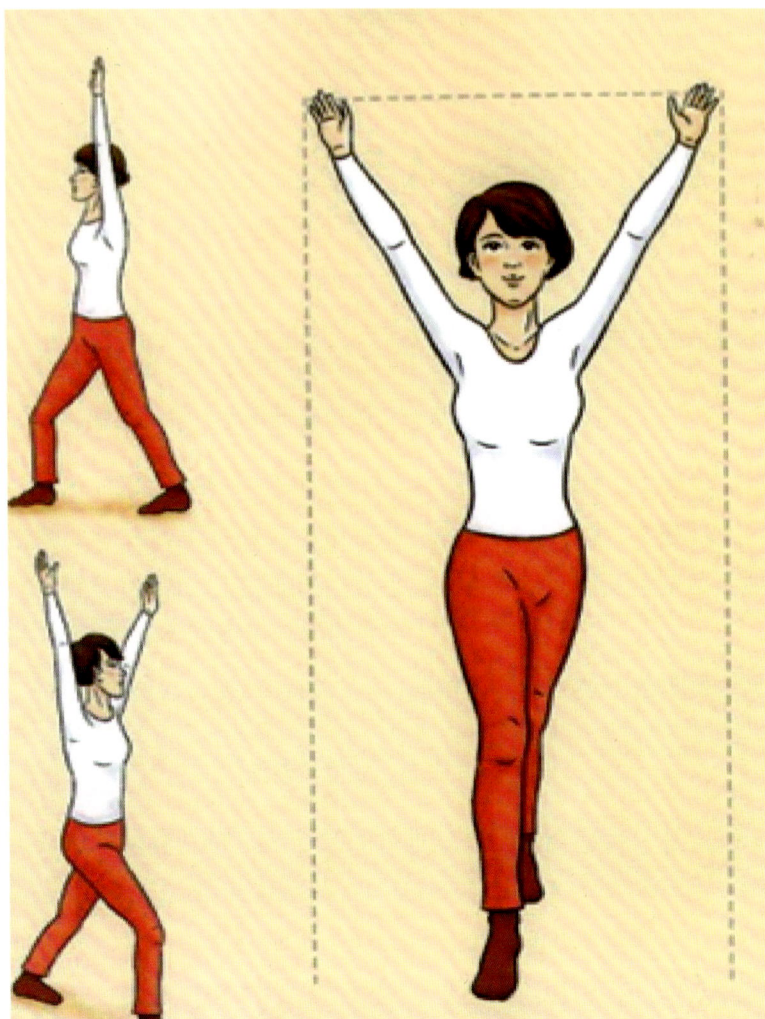

拉筋方法三：蹲式拉筋法（俗称"拉屎拉筋法"）

这是最古老的自然拉筋法，其拉筋的部位之多甚至超过了卧位拉筋法。

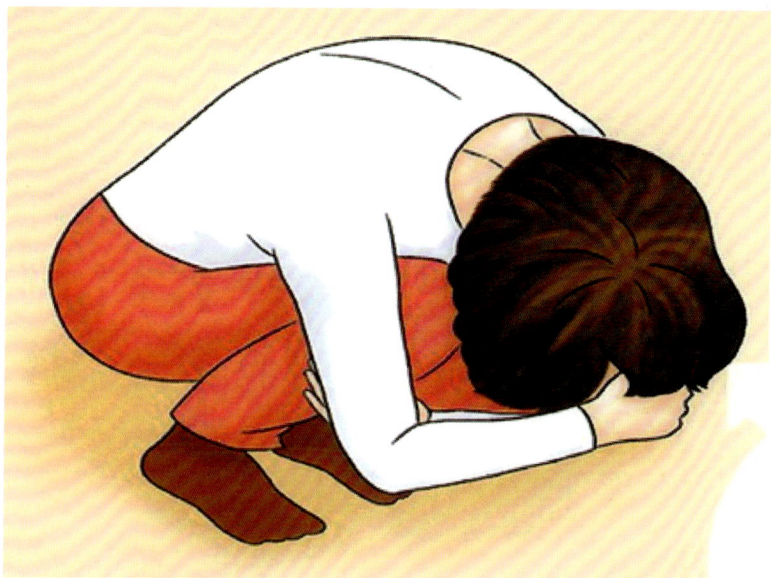

　　该法操作简单，就是在地上蹲 5 ～ 40 分钟，动作同蹲坑拉屎一样，故俗称"拉屎拉筋法"。其动作要领：①整个人蹲下去到底，双脚掌尽量贴地，双脚并拢。②双手抱腿，埋头。

　　回想我们小时候的旱厕和蹲便马桶，不是每天都在练功吗？坐式马桶的发明让我们很舒适，也有专家说更科学，但究竟会给我们的未来带来什么改变，还需要时间去证实。我们细想一下可能会发现，人类似乎已经成为这个星球上唯一坐着大便的物种了。

2. 拉筋的时间和强度

　　拉筋的时间和强度没有绝对标准，因为人的体质、年龄、身体状况不同。时间和强度是相对而言的，病人、年长者不可能一次拉到标准姿势，即上举腿直立而下放腿脚跟触地。但这并不重要，重要的是拉筋一定要拉到有痛、麻、胀感，这种感觉越强则疗效越好，否则拉筋就无效或低效。

　　大量临床实践证明，拉筋时间超过 20 分钟疗效更好，一次拉筋 20 分钟比分两次各拉筋 10 分钟疗效更好，而且治疗的病种更多。有的人刚躺上拉筋凳就已经疼痛难忍，说明病情严重。这种情况下必须坚持拉筋并循序渐进，慢慢加时和加压。

　　其实真的有一种病尤其难治——就是懒病。拍两下，太累，拉一拉，太疼，我们总能为自己找到放弃的理由。所以我们也为会员定期举行拍打拉筋的课程，不讲什么高深的道理，就是一起苦练、互相鼓励、互相监督而已，收效甚好，满意度甚高，这和我们所有课程的特点一样——轻理论，重实修。

六、养生站桩

　　站桩是很多武术门派的筑基功，但我们所说的养生桩不同于武术家所说的"扎马步"，此方法易懂易学，既是动功又是静功，是动静兼练的功法，能够激发内气，培育元神，在治病健身方面有着殊胜的效果。随着体内气机的理顺，身体所患的各种病症均朝着自愈的方向改善，气感日益增强，精力会越来越充沛。

　　所谓站桩，无招无式，就是两手往胸前一抱，静静地站着，叫"站桩"。相传为民国后期著名武术家王芗斋老先生所创，又称"浑元桩"。王芗斋先生在七八岁的时候身体极度虚弱，得了很严重的哮喘，万般无奈之时被形意拳大师郭云深先生收留下来，在家中指导他用拳术来锻炼身体，把形意拳中的

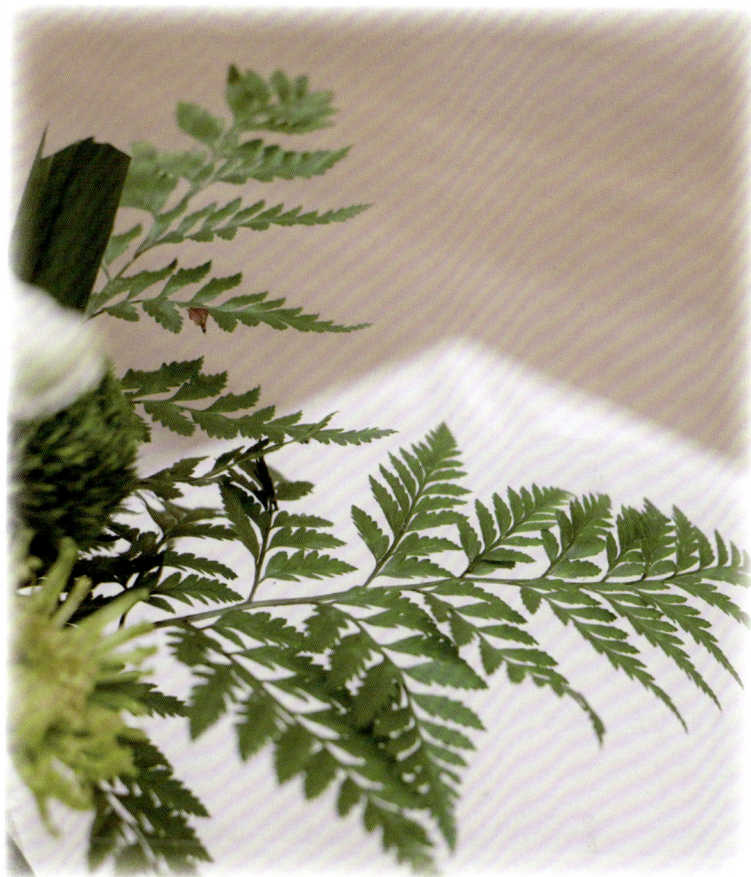

不传之秘站桩养生功传授给了他。王芗斋先生就通过这种武术站桩的刻苦锻炼来调养身体，两三年下来不仅病完全好了，而且不知不觉练成了深厚的功夫，甚至有一些修炼多年的老师兄在和他动手比武时也要甘拜下风。王老先生只是通过站桩练内功，不仅哮喘治好了，而且在武功上也取得了很大的成就。所以，站桩看似简单枯燥，但其中还是有很深的学问的。

（一）站桩基本姿势

1. 身体姿势

两足平行分开，与肩同宽，自然站立；头部正直，似有线上提，似顶非顶；下颏微收，舌抵上腭；双眼或睁或闭；双肩自然下垂，不可耸肩；双手手心向内自然于胸前抱球，手指分开而微曲，腋下虚空，胸背自然垂直，臀部如坐高凳，略微上提；双膝微曲，不过足尖；重心落于前脚掌。以上姿势不要太刻意，也不要太紧绷，保持"松而不懈"为最佳。

2. 意念掌控

假想胸前怀抱一个气球，用力大就爆了，用力小就飞了，始终保持用意而不用力。站桩 10 分钟左右，初学者会有从大腿到全身抖动的情况出现，是谓"气机发动"，可不追求也不去控制，任由发生，随着站桩功夫的加深，这种抖动会逐渐延迟或很少发生。

3. 呼吸调整

保持自然呼吸为佳，久而久之，呼吸自然达到深长柔细，也会自然形成腹式呼吸。此过程不可人为造作，要自然形成。

（二）站桩过程中的自我检查

臀部如坐高凳：感觉到自己"轻微提肛"。

腰部放松：要感觉到腰是挺拔向上、肌肉放松的，没有什么僵硬点。

脚跟要微悬：前脚掌着力，脚跟要像踩着蚂蚁一样，要似踩非踩，似落非落，这个动作能固护后天和先天之气。

整体意识：不过多关注局部，想象自己像一棵挺拔的大树，或观想天空中有一双眼睛在注视着自己（整个人）。

最后，你就保持这个状态站着，面带微笑，眼睛平和地往远处看，如观风景，心平气和，这就是调理全身较好的方法。

（三）站桩功法的练习

采取循序渐进的方法，开始练站桩从 5 分钟站起，根据自己的适应程度，每周增加 5 分钟。初期以不太累为原则，慢慢增加时间，做到时间少、次数多，每天坚持 2 ~ 4 次。

站桩的第一阶段大约 7 天，这是一个假性疲劳期，度过之后疲惫和酸痛的感觉自然会减轻和消失，因此贵在坚持。

恒心与毅力是站桩能否取得成效的关键，练站桩功要做到持之以恒，天天站桩不落桩，即使再忙再累也不能不练，只能少练而绝对不能停练，在关键时刻要有不怕苦不怕累的精神，要有坚韧不拔的意志才能战胜困难，渡过难关。

（四）站桩反应

1. 酸痛感

站桩开始后的前几天，肩、臂、腿、膝等处会有酸痛疲劳的感觉。一些身体受过伤或动过手术的人，站桩初期疤痕处有时会发生瞬间针刺样疼痛，有些人病灶部位会出现反应，这些都是练功后自然的生理反应，是好现象，说明站桩引起了机体生理活动的巨大变化，代谢功能得到了提高。

2. 麻胀感

站桩时经常容易出现发麻、发胀的感觉，最容易出现的部位是手指或整个手掌，有的人手臂、腿、脚也会出现这种感觉，有些人过一段时间皮肤还会出现"蚁走"的感觉，这是练功后毛细血管扩张、血液循环畅通而血流加快的一种表现。

3. 温热感

出现温热感最明显的部位是手、脚，随着站桩时间的延长，全身都会产生温热感。

4. 振颤感

站桩稳定的姿势需四肢肌肉保持持续性收缩状态，因此，随着站桩时间的延长，工作中的肌肉群就要发生程度不同的振颤现象。

5. 不同感

站桩过程中常常会出现两手位置高低明显不同的现象（虽然本人主观认为是一样高），或肢体一侧发麻、发胀、疼痛、发热，而另一侧无此感觉。出现不同感的原因是自主神经功能失调，肢体两侧肌肉松紧度未能取得一致，或因身体局部病灶的影响所致。

6. 舒畅感

站桩到一定阶段后，由于大脑抑制作用的增强，代谢、循环等一系列生理功能的改善，身体就会产生一种特别舒畅的感觉，练功时如醉如痴，练功后轻松愉快。这种舒畅感随着功夫的加深会越来越显著。

（五）站桩对各种症状的调理

在多年的推广和实践过程中，人们发现站桩对以下症状有调理作用。

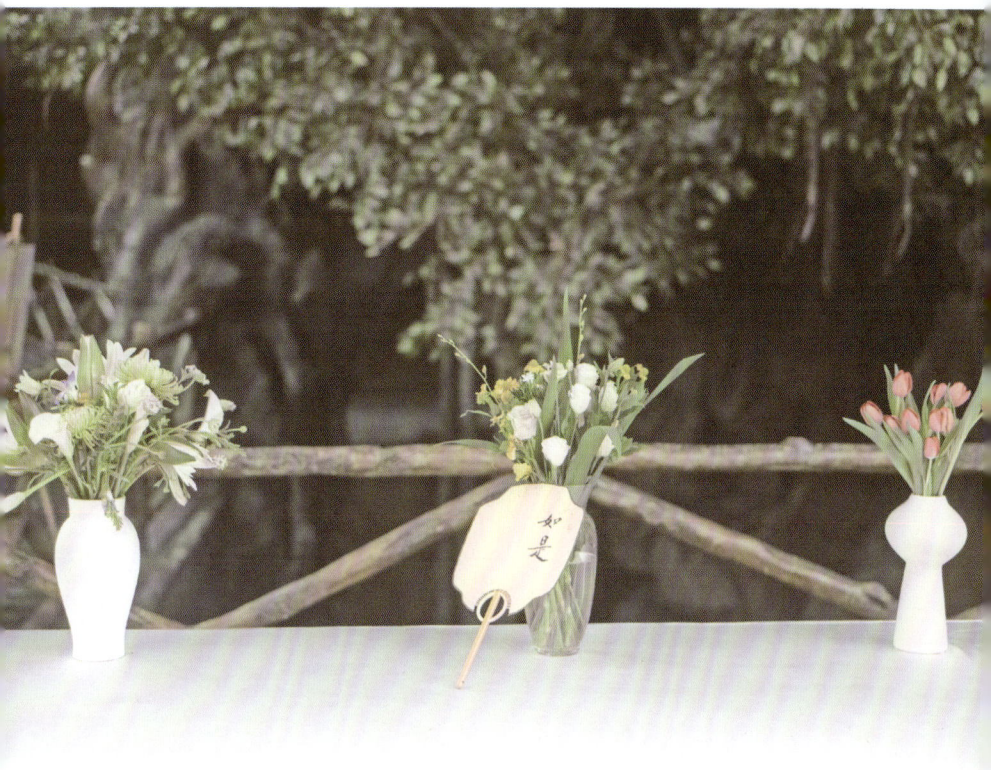

1.呼吸系统：慢性支气管炎、哮喘、肺气肿等。

2.消化系统：慢性胃炎、胃下垂、胃溃疡、便秘等。

3.循环系统：高血压、心脏病、动脉硬化、风湿、贫血等。

4.运动系统：关节炎、颈肩腰腿痛、椎间盘突出症及慢性劳损等。

5.神经系统：神经衰弱、神经炎等。

6.新陈代谢：糖尿病、肥胖症、脂肪瘤、甲状腺肿大。

7. 妇科疾病：盆腔炎、经期疾病。

8. 泌尿系统疾病：遗尿症、夜间尿频、老年性尿失禁等。

值得一提的是，这个一分钟就可以学会的动作，却值得用一生去体会。每站一周会发现之前的一周不太对，每站一年会发现之前的一年又不太对，个中滋味，自然是如人饮水，冷暖自知。

伟大是坚持出来的，就像冯仑先生所说：一个人喝口水是再平凡不过的事，喝上几个小时就是行为艺术，喝上几年就是伟大的雕塑了。耐人寻味！

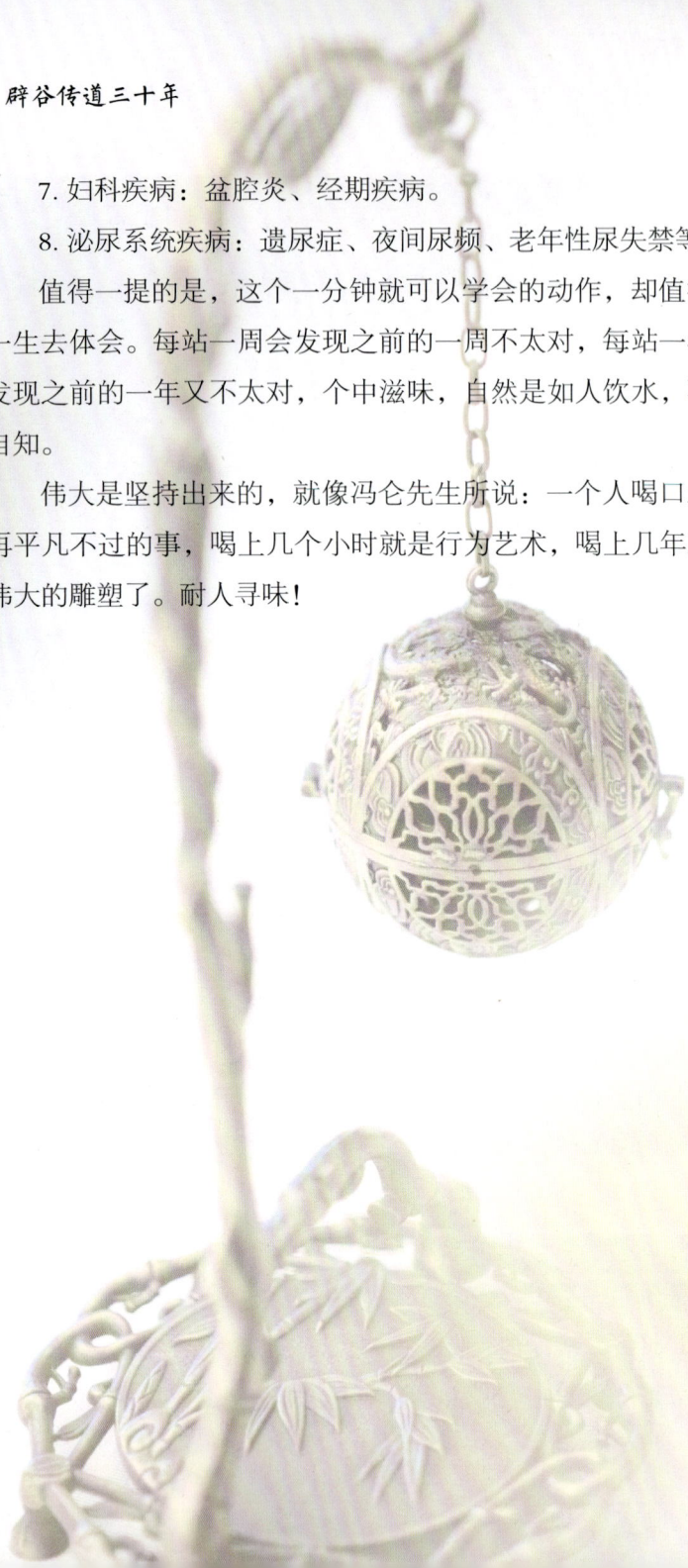

第六章

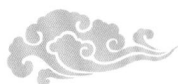

中国式健康管理的未来

一、国家政策支持

国务院办公厅印发了《中医药健康服务发展规划（2015—2020 年）》（以下简称《规划》）。《规划》提出大力发展中医养生保健服务，推广太极拳、健身气功、导引等中医传统运动，开展药膳食疗。

《规划》明确支持中医养生保健机构发展，支持社会力量举办规范的中医养生保健机构，培育一批技术成熟、信誉良好的知名中医养生保健服务集团或连锁机构。鼓励中医医疗机构

发挥自身技术人才等资源优势，为中医养生保健机构规范发展
提供支持。

《规划》要求规范中医养生保健服务，加快制定中医养生
保健服务类规范和标准，推进各类机构根据规范和标准提供
服务，形成针对不同健康状态人群的中医健康干预方案或指南
（服务包）。建立中医健康状态评估方法，丰富中医健康体检
服务。推广太极拳、健身气功、导引等中医传统运动，开展药
膳食疗。运用云计算、移动互联网、物联网等信息技术开发智
能化中医健康服务产品，为居民提供融中医健康监测、咨询评
估、养生调理、跟踪管理于一体的，高水平、个性化、便捷化
的中医养生保健服务。

《规划》强调开展中医特色健康管理，将中医药优势与健
康管理结合，以慢性病管理为重点，以治未病理念为核心，探
索融健康文化、健康管理、健康保险于一体的中医健康保障模
式。加强中医养生保健宣传引导，积极利用新媒体传播中医药
养生保健知识，引导人民群众更全面地认识健康，自觉培养健
康生活习惯和精神追求。加快制定信息共享和交换的相关规范
及标准。

《规划》还鼓励保险公司开发中医药养生保健、治未病保
险以及各类医疗保险、疾病保险、护理保险和失能收入损失
保险等商业健康保险产品，通过中医健康风险评估、风险干预
等方式，提供与商业健康保险产品相结合的疾病预防、健康维
护、慢性病管理等中医特色健康管理服务，指导健康体检机构
规范开展中医特色健康管理业务。

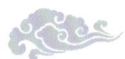

二、触目惊心的大数据

1. 国人健康大数据——危险的慢性病

平均每 30 秒就有一人罹患癌症。

平均每 30 秒就有一人罹患糖尿病。

平均每 30 秒至少有一人死于心脑血管疾病。

2. 健康大数据——各类疾病出现年轻化趋势

中国慢性病患病率已达 20%，死亡数已占总死亡数的 83%；中国人的腰围增长速度将成为世界之最！

目前我国主流城市的白领亚健康比例高达 76%，处于过劳状态的白领接近 60%，真正意义上的健康人比例不足 3%。

女性更容易受到妇科、心脑血管疾病的威胁；男性则面临猝死、过劳、癌症等问题！

3. 中国人医疗大数据——药物与医疗

有 1/3 的病人死于药物的不良反应。

普通疾病的误诊率高达 27% 左右；重大疾病的误诊率高达 40% 左右。

英国研究证实，有 85% 的药品是无效的，对病人最好的措施就是尽量减少医疗干预。

美国研究证实，有 30%～40% 的手术根本不需要做，与美国人健康寿命相关的因素中，只有 10% 跟医疗相关。

4. 中国青少年健康大数据

约 80% 的学生早餐营养质量较差。

青春期贫血的发病率达 38%。

小学生近视率 32.5%，初中生 59.4%，高中生 77.3%，大学生 80%。

2013—2014 年，北京市中小学生肥胖检出率为 19.5%，其中 10% 出现脂肪肝，而全国肥胖儿中脂肪肝发生率为 40%～50%。

5. 中国老年人健康大数据

我国即将进入老龄化严重阶段。

骨质疏松症已跃居常见病、多发病的第七位，60 岁以上的人群患病率为 56%，女性发病率为 60%～70%。其中骨折发生率接近 1/3，每年医疗费用按最保守的估计需要 150 亿元。

全世界痴呆病人已达 2400 多万，平均每 7 秒增加一个，中

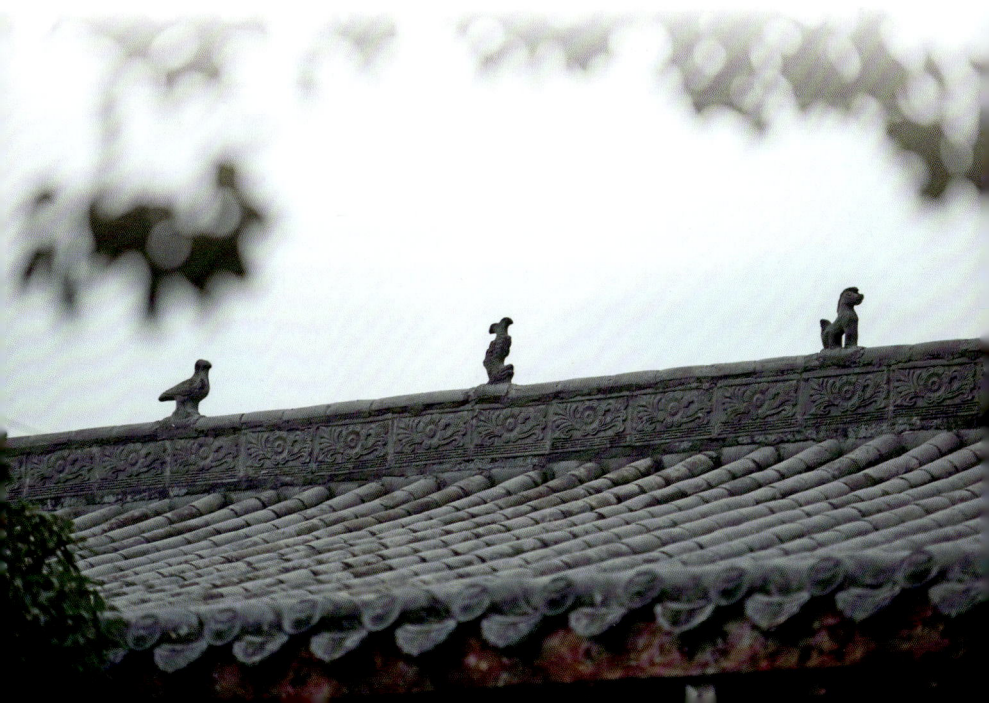

国阿尔茨海默病病人约占全世界病例总数的 1/4，平均每年增加 30 万新发病例。

数据总结带来的思考

看完以上数据值得我们每个人深思。

其实，人一生的追求不外乎财富增长、事业成功、爱情美满、家庭幸福……但无论我们追求多少、拥有多少，如果失去健康，一切都将没有了意义。所以，为了自己，为了家人，为了亲朋，保健养生从现在做起！

疾病发生在别人身上只是一个故事，我们看一看、听一听也就过去了。如果不幸发生在我们自己身上，那就是一个事故了，到时候连累的还是自己至亲至爱的家人。不要总以为疾病离我们很远，更不要让健康埋有隐患。

我们已经有太多的朋友、太多的亲人被疾病夺去了鲜活的生命。

要知道，很多疾病在早期是很容易防治的，长期失治才会加重恶变，以致丧失生命。

有问题早发现、早诊断，才能早预防、早治疗，才能更好地珍惜生命。很多重大疾病都是从小病开始的！

事前控制比事中控制更重要，事中控制比事后控制更重要，对付危机（病情恶化）的最好方法是不陷入危机。

做好事前控制，能起到事半功倍的效果。

三、为使命而呼吁

1. 呼吁民众

慢性病最可怕之处就是这个"慢"字。炸弹在未爆炸之前多数人都会无视它的存在，爆炸那一刻又时常会抱怨时运的不济，命运的不公。我们不妨把时间向后推移十年或二十年，到达你正在急救或生命即将终止的那一刻，请你回想，之所以会走到这一步，心脑血管病跟你当年的肥胖有无关系？癌症和你当年的身心疲惫有无关系？尿毒症和你当年的高血压、糖尿病或长期服药有无关系……如果当年别人给你改变的机会，你没有说"我没有时间""我没有钱""我不相信这种方法""我考虑考虑再说"之类的话，而是说"我愿意""我可以""我试试吧"……并为此采取行动，你就可以不再肥胖，远离慢性病，也就没有此刻的巨额花费和痛苦追悔，假如时光倒流的话……你可知道，人生旅程就是一张单程票，没有假如。

"我的健康我做主"，选择没有对错，只有不同的结果，要为自己负责。多看几遍扁鹊和蔡桓公的故事，或许其中的感悟会让你的改变早一天到来。

2. 呼吁相关部门

"相关部门"在中国是一个很模糊的用词，但又无处不在。为此，我曾经拜访过一些小的医院，院长用奇怪的眼神看着我："这样（不吃饭）也能解决高血压？"像看一个怪物。

我专程去了国内一家知名的大医院，院领导倒是了解过断

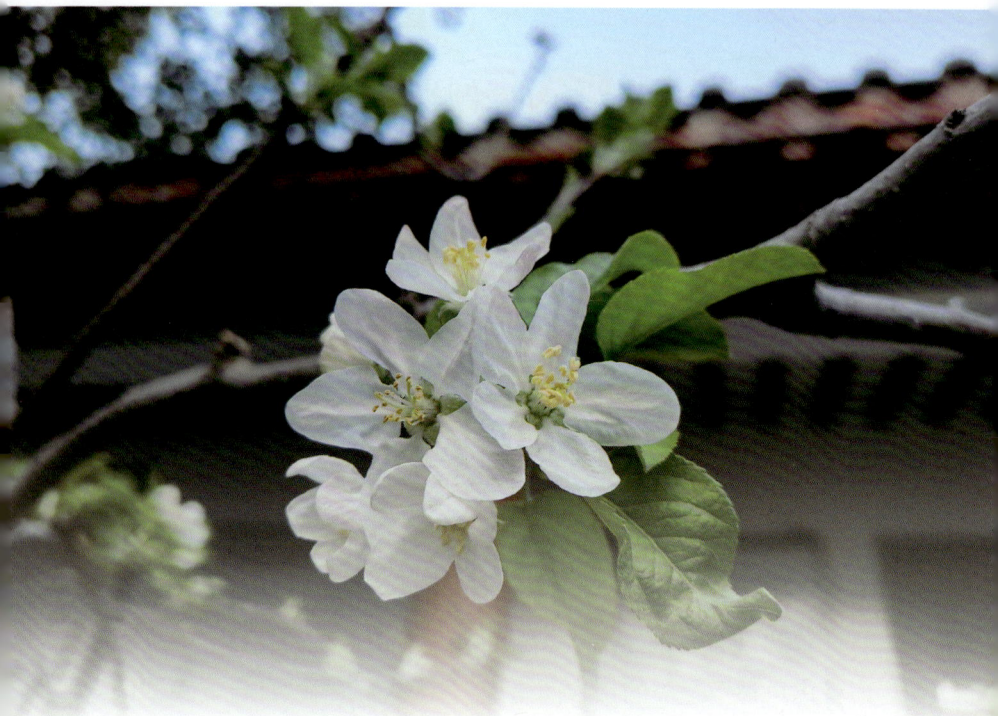

食疗法，并为此提供了一些科学根据。当谈到合作传播的构想时他面露难色："医疗体系有很多国家的相关规定，所以……"

我还曾经找到某家煤矿的领导，建议用辟谷辅导的方法提高矿工井下生存能力，但得到的答案是这会影响工作进度。

这样的碰壁太多了！我们一切努力的目的只是让中华传统的养生方法通过官方或其他权威的途径进入公众视野，让更多的大众群体可以加速对它的了解和认知，却没想到这么难。"撼山易，撼公众认知难"，希望这本书中传递的微弱的声音能改观这一现状。

3. 呼吁名人和企业家

我们经常在电视上看到一些名人和企业家为洗发水或牙膏类的产品代言，我们也知道他们确确实实有能力去影响和改变公众的生活方式，我们也知道这需要支出相当多的代言费用，我们无力承担。时常有人帮我们出主意："你们去找歌星、影星之类的，帮他们减肥或祛除慢性病不就好了吗？"我一时语塞。作为一家健康管理机构，我们也试图联系过一些名人和企业家，希望给予一些指点和帮助，但结果同样是苦无门路。对于名人或名人的家人，我们可以不遗余力地提供健康服务，只要您将来会承诺帮助身边更多有需要的人。

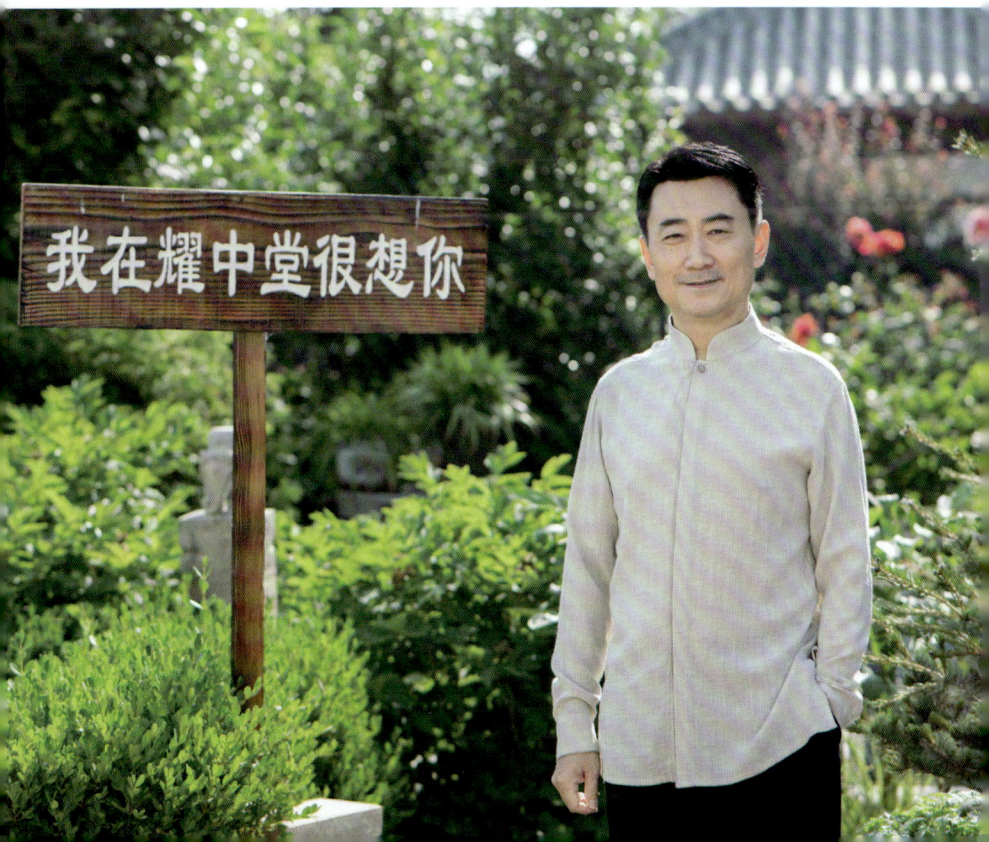

4. 呼吁同行

作为健康行业的普通一员，我们意识到这个行业亟待规范，如果任由其"野蛮生长"，将来有可能会给整个行业带来灭顶之灾。就以一个单一项目"辟谷"为例，水果换食和酵素换食都叫辟谷，发功的和念咒的都叫辟谷，包治百病的和专治癌症的也叫辟谷，硬顶挨饿的和服食丹药的还叫辟谷……有些自称大师的开出天价，有些干脆免费开班，然后卖保健品，不一而足。在出现大问题之前，如果大家能自我约束，如履薄冰，或在国家大力整治之前能成立行业协会进行自我规范，将是行业之福、大众之幸。问题是，谁会放下山头主义，谁又能登高一呼而群起响应呢？我们期待这一天早日到来。

当然，我们也希望有更多志同道合的人进入这个领域，一起推动中国式健康管理的未来，从影响一个人到一个家庭，从改变一群人到改变全人类。

传道三十年，任重而道远。

附录

历届学员分享与合影留念

▶ 辟谷班

@胡耀中 ®

胡老师早😊

我参加了185期的辟谷，辟了7天，好几个症状明显改善（过敏性鼻炎几乎好了，鼻尖原来每天痒的让我不停的去揉捏，现在也好了，现在也容易入睡）昨天我听了一个您内部视频讲座，讲到"吃喝睡"瘦身法能够增加肌肉量，但是我不胖（辟谷减了10斤），现在是标准体重，我能不能采用吃喝睡瘦身让自己更结实一点（我今年56岁，担心采用这个方法会让我更瘦）😄

过敏性鼻炎改善

我身高1.65米，58岁。9月5日是我第一次辟谷。9月12日复食。

体重从54.7公斤降到今天50.4公斤，辟谷过程时而虚弱，时而正常，但没有饥饿感，睡眠很好。有两个下午因工作说话过多，感觉口中有很重的难闻口气，喉咙有甜腻感，想要呕吐。自我觉察辟谷期间应少说话，冥想、禅坐、做开智健身操、静守内气。辟谷结束肚皮上的囊肿疙瘩消到很小。晨起时，右手中指无名指不再僵直。昨天复食，上午小米粥+绿叶菜+少许盐，下午纯小米粥，一天吃了6次，能量很足，昨天下午开始下午2-...

肚皮上囊肿疙瘩变小，晨僵改善

七天辟谷，也刚好，遇上生理期，以前生理期都吃益母草的，这次不吃不喝，反倒状况良好，腰不疼，经量正常，鼻炎痊好了。感谢群里的同学，感谢班主任的指导。

例假改善，偏头痛、鼻炎好了

感恩感谢通过网络平台认识了胡老师团队，这次辟谷减重12斤，之前睡觉磨牙，牙床第二天很累，这次辟谷7天好了很多，眼睛有飞蚊出现，现在也好了很多眼亮，颈椎痛也轻了，刚刚复食，便秘还没感觉肚子也才也了很多，很高兴能穿上以前的衣服了，感谢胡老师，放放老师，文娟老师，你们辛苦了！🌹🌹🌹

减重12斤，睡觉磨牙，飞蚊症，颈椎痛改善

家人们好:我是今年的第二次辟谷了，去年我最胖体重67公斤，我是75年的，我更年期出慌汗一阵一阵的，还有膝盖疼，整天不离中药，我先是低碳了一段，体重下降了5公斤，而后7月28号辟谷了，我更年期出汗大轻，膝盖也基本不疼了，我是上半身微胖的，放放老师让我练《洗髓功》，我听话照做了，然后又参加了《吃喝睡班》我现在体重一直保持在59公斤左右，我一直有口臭有一小片湿疹还没有改善，我也期望这次辟谷有大的好转和根治🙏，当然体重再下一台阶，因为我的标准体重是105斤，离目标还远着哩，同修们我们一起加油吧！

更年期改善，膝盖疼改善

我的身体里的结石又下来了，昨晚折腾的我一宿没睡好，同事说人人都说这辟谷还真是结石的克星啊😄

结石排出

我是第2次辟谷，这次状况比上次好很多，无力感，头晕感轻了，今天还正常参加兴趣课。

6月份辟谷后，有学练拍打拉筋，本月初体检报告与去年的报告比较，显示甲状腺结节、乳腺结节都有缩小。

胡老师将排毒、修复的原理讲得很透，同修们，安心辟谷，坚持一周必有益，为了自身的健康一起加油😊

甲状腺结节，乳腺结节缩小

我在百度看到了胡老师的视频，感觉说得有道理，于是买了9.9元精品十堂课，看后很震撼，很快决定报名参加辟谷，愿望实现。体重共降了7.4斤，血糖略高降至正常值范围内。其间反应不太大，第三天脸色特别黄，第五天就完全转过来了。腿痛的毛病也好转。现在整个人气色变了，身心轻松。实现了夙愿，心情非常愉快。感谢胡老师发那么大的弘愿，感召了我，同时感谢负责本期辟谷的老师们们，也感谢所有同修们。

减重7.4斤，血糖高改善，腿疼好转

截至昨天，体重127.5斤，从150斤减了22.5斤，飞蚊症减轻，手背老年斑淡化，膝关节疼消失，脚底起皮疼消除，皮肤更滑润。心里更轻松，感觉重生了一样。

一对一辅导辟谷14天，减重22.5斤，飞蚊症减轻，老年斑淡化，膝关节疼、脚底起皮消失

辟谷第六天：觉得时间过得好快啊，今天称了一下体重，减了3.5公斤。其实参加辟谷只是想调理一下身体，减重是次要的。从第一次辟谷时的55公斤到现在的48公斤，为了参加第二次辟谷，我努力把自己吃哈到了51.8公斤😄第二次感觉轻了好多，信念更坚定。除早上起来会感到有些气短，但恢复完以后气力满满。这个操已被我命名为元气操啦😄虽然第二次，对老师的课程要求真的一点也没搞敷衍，真正做到简单→相信→听话→照着。到目前身体出现的反应：舌苔厚而且有斑点、口、手臂冰凉。变好的是：鼻炎一天也没有发，嘴里溃疡三天痊愈，网球肘疼痛减轻了好多，这些毛病在辟谷期间还正在进行时，这变了更加温柔了，是老公说的嘿😄😄😄辟谷真的是很神奇啊，导致自己很依赖自己的嘴，够，因体重大了，以后一年争取辟谷一次啦，同学们！加油哦，胜利就在前了🌹

鼻炎改善，口腔溃疡好转，网球肘疼痛减轻

我也是减肥困扰好多年吃药十几年身材一直肥胖通过两次吃喝睡和第一次辟谷减了13斤甲减药也停了精神比以前好多身材没以前那么水肿没有整天累好想睡觉那样。太好了真的太感谢胡老师团队太感谢文娟老师和珊珊老师耐心指导和陪伴，感恩！

第一次辟谷，我把甲减药全扔了，到现在都没

减重13斤，甲减断药

好消息分享给大家，我去年6月体检右侧颈椎脉有斑块（22mm×13mm）。左侧颈椎脉内径正常。今天我又去体检右侧左侧都正常啦。我好开心🙂🙂实证实修己度人记牢胡老师语录。谢谢胡老师及各位老师和家人的鼓舞。哈哈哈哈哈哈哈😊🙂🙂

颈动脉斑块消失

这是第四次辟谷了，我之前得了手足脓疱病，前三次辟谷都没有彻底改变症状，这次辟谷除了体重减了11斤，血压正常了，二度脂肪肝正常了，最大的收获是我的手足脓疱病竟然基本好了！真是意外收获，太开心😄😄我开心如果复食后再出现反复的话，过两三个月我再辟谷巩固效果，非常感恩遇见胡老师和群里的各位老师🙏的指导和陪伴💕🙏🙏🙏🙏

减重11斤，血压、二度脂肪肝正常，手足脓疱病基本好了

人生第一次辟谷7天，收获满满！体重从58.9公斤，减到54.5公斤。轻度静脉曲张好了。舌根淤堵的黑斑的地方好了很多，感觉眼神也比以前好了。感谢胡老中老师搭建平台，感谢班主任老师耐心引领，感谢122期同修们的陪伴和鼓励，感谢我自己战胜自己的坚持。期待再次和大家相聚，共赴健康之路！❤🌹🌹🙏🙏🙏

减重8.8斤，轻度静脉曲张好了，舌根淤堵的黑斑好了

这是我辟谷21天的照片，从205斤到了176斤，血糖、血压全部正常，脂肪瘤小了三分之二，多年的脂溢性皮炎好了，鼻声没有了。收获多多！这次辟谷之旅让我找到了健康之道，感谢胡老师和整个团队为我们185期学员的爱之奉献！！！！！

减重29斤，血糖、血压正常，脂肪瘤小，脂溢性皮炎好了不打针

感谢胡老师🙏，谢谢各位老师🙏，今天我的肩周炎不疼了，转动肩膀里面搁榄搁榄的响声没有了。身上有些皮下脂肪瘤缩小了很多，尤其脸上的湿疹明显好转。太感谢了，没想到辟谷有这么神奇的效果。

肩周炎、湿疹改善，脂肪瘤变小

分享喜悦：九年前我得过一次脑梗死，导致嘴巴歪，舌头不直等情况，一直困扰了我近十年。通过这次辟谷，第15天我惊奇地发现嘴巴不歪了，舌头基本上直了。我和我们全家非常高兴。感谢胡老师和您的优秀团队！🙏🙏🙏

太赞了👍👍

脑梗死导致嘴巴歪，舌头不直，改善

我原来150斤，这次辟谷前，我按照胡老师吃喝睡瘦身法减了10斤，这次辟谷7天又减了9斤，现在131斤，肩周炎改善许多，神经性皮炎好了。我国古人和先贤的智慧真是了不得，这些年盲目相信一些所谓科学，想想真可怕。感谢胡老师给我智慧！🙏🙏🙏🙏🙏

肩周炎、神经性皮炎改善

▶ **吃喝睡**

我目前正在参加吃喝睡班。

感觉特别好！不仅可以戒我的糖瘾，还治了我的便秘。所以打算长期执行这种饮食法。

便秘改善

参加这次吃喝睡训练营，应该算是一种幸福疗愈，我减重5斤，身体变窈致，朋友见我都说明显变瘦，其间没再吃失眠药，感谢老师21天的指导和陪伴，期待下次再见🙏🙏🙏

失眠药停掉

我是大体重，奔着减肥参加的吃喝睡减身，刚开始没几天就发现头发不油了，脸上皮肤变得很好，真是意外的收获，很开心。另外，二十一天体重减了十六斤，再坚持几天直接转入辟谷，真的很庆幸遇到胡老师，感恩🙏

头发不油了，皮肤变好，减重16斤

和大家分享一下，我从5月2号辟谷以后，体重减了11斤，复食吃喝睡后反弹回来7斤。我一度认为我的吃喝睡是比较失败的，因为吃喝睡期间体重一直没有多大的变动，但是今天家人都说我瘦了，我量了一下腰围、臀围、胸围，惊喜地发现尺寸减了不少呢。感恩胡老师，感谢各位老师及同学们的指导与陪伴🙏🙏🙏

紧致塑形

我轻断食一年多了。觉得很好，已经习惯了。包括新能源期间差不多就一餐，有时三餐不饿就不吃。这次新能源饮食让我的皮肤光滑白皙，之前脸蜡黄和黑眼圈，我十分苦恼，这次的改变让我信心满满，感谢胡老师和所有的班主任老师🙏🙏🙏🙏🙏

皮肤光滑白皙

@所有人 各位亲爱的老师，同修伙伴们，大家好！非常感谢上天给我们这个来之不易的机会，让我们能够同修！不易无关其他，因为缘分！天雨润无根之草，佛法大只渡有缘之人！
这次的吃喝睡我感觉收获巨大！
1.体重69.2公斤减至65.2公斤净减8斤
2.头皮屑明显少了，以前只要一天不洗头第二天，一定是千里冰封万里雪飘，两边肩头白茫茫一片甚至恐怖，要随时关注肩膀（见笑了）
3.痔疮不见了
4.肚子平了
5.内脂肪降了
其他的指标等后面体检对比一下。谢谢老师跟同学们！
美好的时刻总是那么的短暂，我感觉我好像这段一个细细品味吃喝睡，还没有跟大家好好说一句话，它已经成为了过去！天下没有不散的筵席！离别总是难免的，但是我很相信，只要大家珍爱自己的身体，珍爱自己的生命我们一定有机会再相聚的。我已经报名5/30辟谷班，有缘再聚！最后再次感谢老师们的付出，感谢🙏大家这一路的陪伴！
谢谢！

减重8斤，头皮屑减少，痔疮消失，肚子平了，内脂降低

我这是第二次参加吃喝睡了，减重2公斤，感觉很轻松，参加吃喝睡之前鼻炎比较严重，这几天明显好了很多，皮肤也有所改善，已经进入辟谷了，这也是第二次辟谷，期待辟谷再次减重、巩固血压，吃降压药两年，今年2月28日第一次参加辟谷，辟谷结束后血压恢复正常，至今再没吃过降压药，今天辟谷第二天，明显比第一次轻松好多。
感恩媛老师🙏
感恩胡老师！！！
感恩所有的老师们！！！
祝愿老师们生活安康，阖家幸福！！！

鼻炎改善，高血压停药

▶ 洗髓功

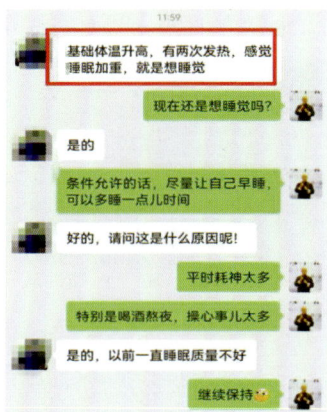

前列腺炎改善

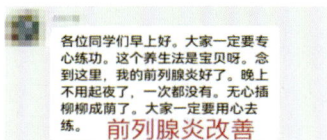

尿频尿急有很大的改善

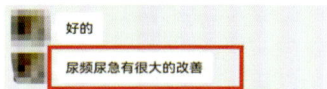

夜里小便频繁改善

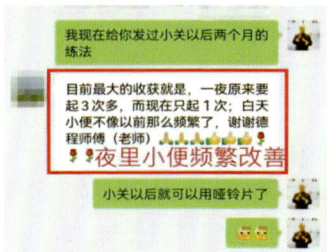

例假改善

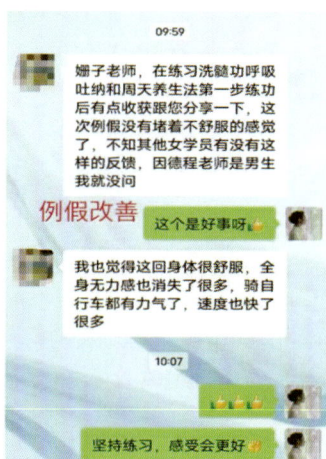

胃嘴发胀改善

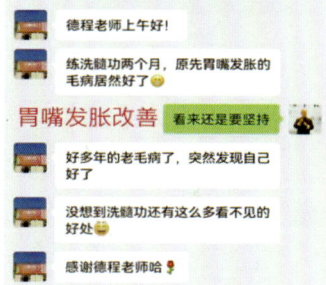

夫妻生活改善

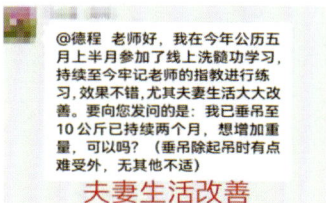

▶ 红尘笑中禅

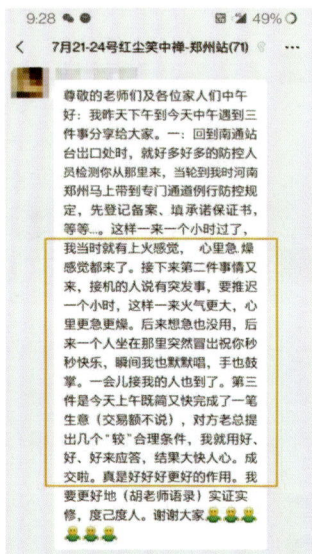

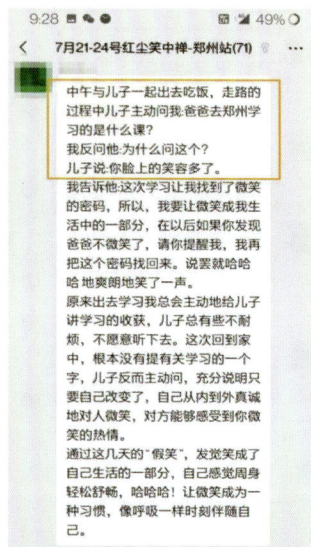

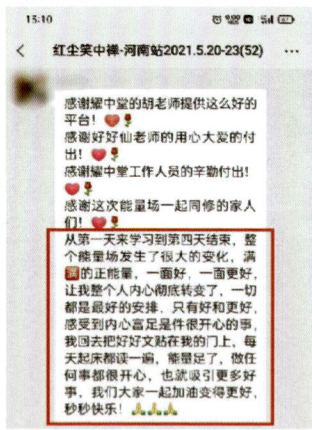

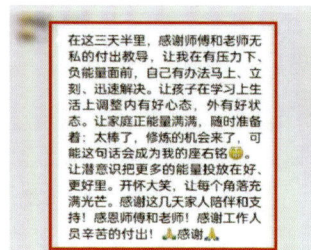

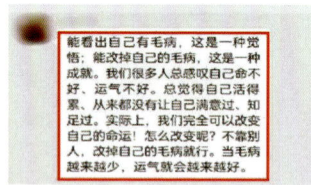

▶ 深度放松静心营

10.1—10.7闭黑关的感受：

闭关前两天是明理课，后四天四夜是闭黑关。在为期四天闭黑关期间，情绪没有太多的波动，不会很无聊但也没有充满喜悦感，也没有看到任何有光的现象。

在闭黑关第四天早晨一觉醒来，在伸手不见五指的黑暗当中，感觉头脑却异常清晰，脑袋突然冒出两个问题。一是在过去的这么多年当中我做了些什么？以后的生命当中我又应当如何转变呢？

当时我好细品味之前所经历的点点滴滴，从生命的角度来看，我觉得自己一无是处，是浪费了几十年的粮食🍚因为之前的很多行为感觉都是在梦游。

那么从此刻开始他我又要如何改变自己呢？生命的觉醒当时就有个声音在告诉我，这辈子只有觉知自己的生命这件事，其他都是小事。当时还给自己发了这样的一个努力💪

还有就是感觉黑关当中感知力异常灵敏，脑袋里冒出来的问题很快就有答案出来。当时在想身在黑关当中觉察力是很敏感，但当出去黑关后，在面对世间法里的纷纷扰扰时觉察力肯定会下降，所以当时就在想出关以后要时时刻刻的保持高度觉知，时刻知道自己在做什么形成生活中的习惯，并把这习惯融入生活的行居坐卧当中去。

以上是我黑关时的一些思想动态。最后记得以前有句歌词是这样写的，

我要不断地改变自己，让世界因我而美丽…

黑关分享

带着好奇和期待来的黑关，在前两天的明理课上就学到了很多生活哲学，受益匪浅。入关后才真正理解到一点山谷老师的觉察和自在放松在生活和工作中以及各种关系中的微妙转换。也觉察到一个人的习性和刻板印象无形中操控着我们的思维和行为，又因为不够专注在当下所以无休止的内耗。如果把每天当作生命中最后一天来过，我们一直在纠结什么在等什么，想做的就去做，生命很有限，但可以尽情去绽放。

感恩编中堂各位老师和同修们无微不至的照顾😊感恩山谷老师深刻的分享🙏我在这里收到能量，也会把这些能量和爱带回到生活中继续发芽🌱静待花开，再去分享给更多需要的人🙏🙏感恩🙏🙏🙏

- 黑关感悟：一切大道至简，放下执念和对事物的偏见，享受一切，包括苦难和意外。
- 从闭修的感悟及山谷老师的感悟：时间作为四维的度量，理解它和世间的事务和解共存。
最后也祝各位同修最终都能游戏人间😄

黑关分享，2023年十一假期，值得记住的7天，今年的第二次黑关净心景。听说黑关两个字，就深深爱上了黑关、迷恋上了黑关，就知道这就是我这二十年来寻寻觅觅的人生目标了，我内心就坚定知道遵守生和黑关有你做，也许是无数得经已历多少次轮回，早已和自己的内心约定了。这次黑关，主要针对"接受"这个关键词，对我的生命来讲对开启了一扇窗，通过这扇窗，阳光将我尘封已久的阴暗照亮！曾经对自己和他人有评判，太意别人的目光，不敢活真正的自己，愿意为身边的人着想，唯独忘了自己，然而伤心、委屈、愤慈、怨恨，如同长年在心里埋藏得经犯到自己。小到大，我掩盖自己的缺点，想让所有人满意，不允许自己活得美好和自由，如同一条条铁链把自己一圈圈捆住。经过这次10 7黑心，我接受自己的一切，好与坏、善与恶，真实微自己，坦诚对所有人。原来真实和坦诚这么有力量！这么快乐！😊😊😊接受自己，也接受别人，允许自己不完美，也允许别人不完美，宽恕自己，宽恕身边的一切人！我要把所有的力量带回来，不为外境来装这颗心，好好过自己的生活，每天早起早睡、每天打坐，认真诚体重，余生，为自己开心，享受每一天！享受、自在生活，把每天当作生命最后一天，爱自己，爱周围的一切！🙏🙏🙏

闭黑关的感受：

参加这次闭黑关，我的感受有很多，又惊又喜！感谢山谷老师明理课的讲解，感中堂各位老师和同学们的鼓励陪伴。

心里的感受：我竟然真的突破了对黑暗的恐惧，做到了直面黑暗，回到家里我竟不怕黑反而享受在黑暗中的宁静，心态也变得更平静，觉得做人真好、享受生活真好、什么的出来了。

在出关第一天早上我坐在院子里的秋千上，笑看天空、听着鸟叫、心里安静样和，有感几句话分享给大家：

　荡起秋千架、静思已过时，
　昂首向天空、鸟语唤心明。

身体上的感受：我在黑关里打坐有了进步。我虽然从2018年开始打坐，但是直到2022年遇到旗峰中先生打坐才真正入门。在这次闭黑关过程中，我竟然感觉到头顶的百会穴、心脏周边和后腰两边上的部位，打坐时随着呼吸有串气麻酥酥的感觉，让我相信了气过全身的说法，给我增加了信心继续坚持。

在黑关里的感受还有很多，比如：解开了一些迷惑、做出了重要决定、看到了一些画面、吃到的食物的本味、细嚼慢咽的享受，等等。

总之，我觉得这次闭黑关是非常珍贵的人生体验。

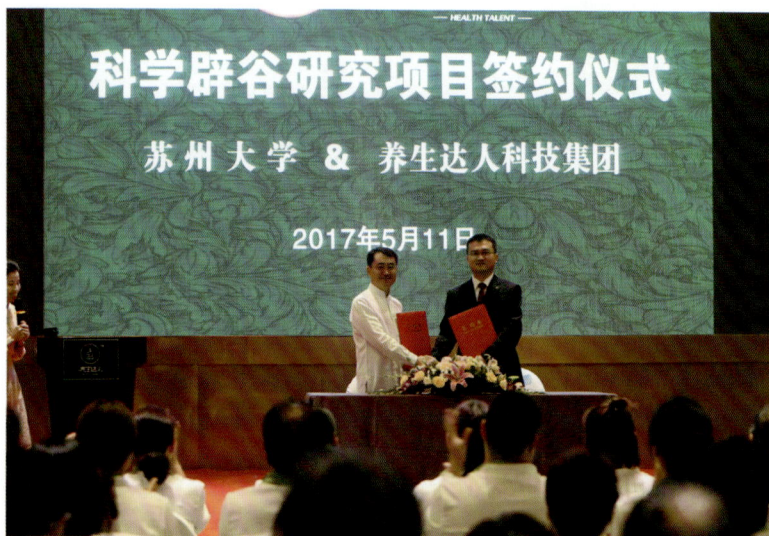

科学辟谷研究项目签约仪式
苏州大学 & 养生达人科技集团
2017年5月11日

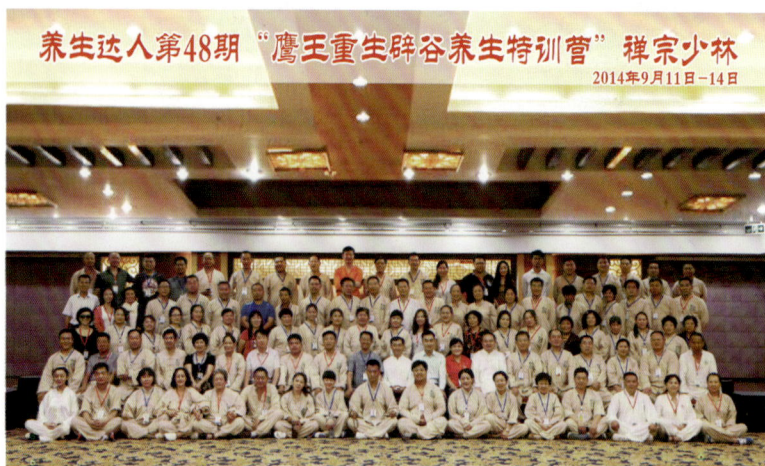

养生达人第48期"鹰王重生辟谷养生特训营"禅宗少林
2014年9月11日-14日

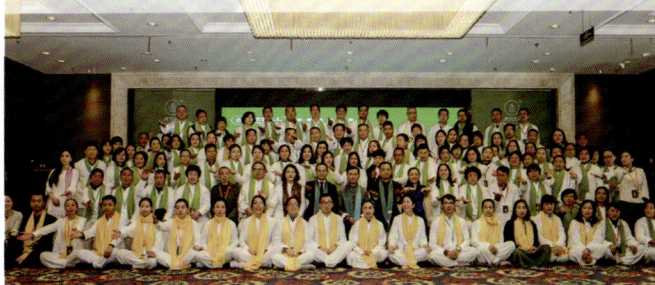

养生达人第102期"胡耀中®科学辟谷大成班"扬州站
2017.3.2-5

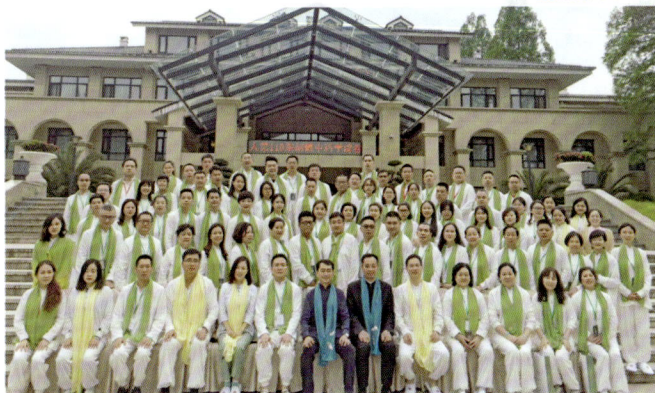

养生达人第110期"胡耀中®科学辟谷大成班"成都站
2017.5.4-7

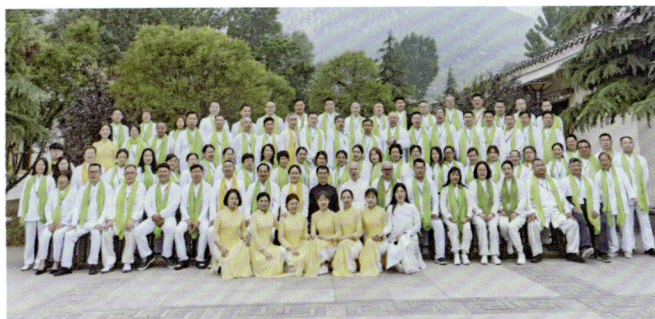

养生达人第177期《胡耀中®古法养生大成班》 河南站
2021.5.14-17

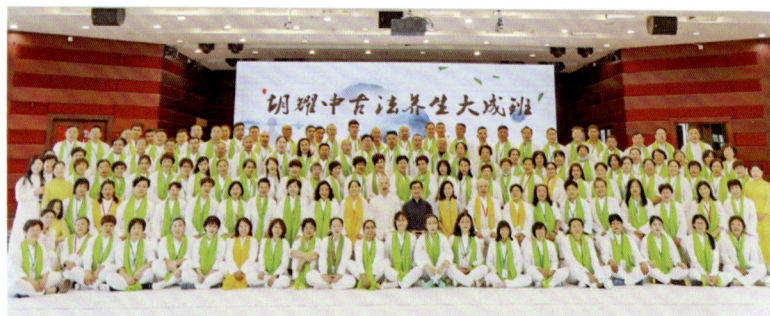

养生达人第180期《胡耀中®古法养生大成班》 北京站
2021.9.25-28

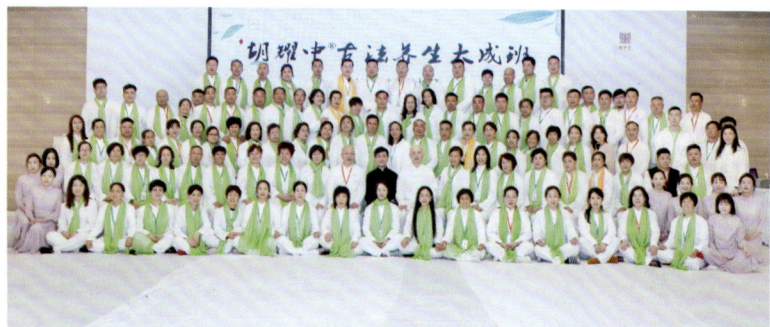

耀中堂第192期《胡耀中®古法养生大成班》 河南站
2023.4.22-25

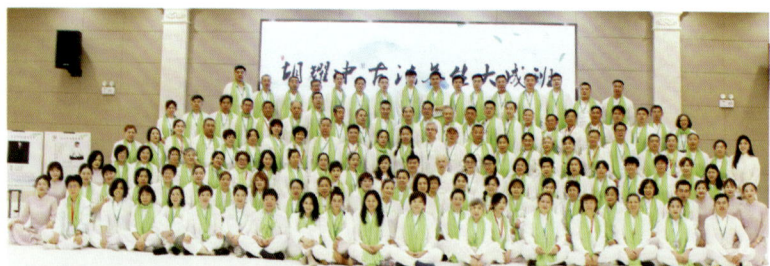

耀中堂第193期《胡耀中®古法养生大成班》 北京站
2023.5.17-20

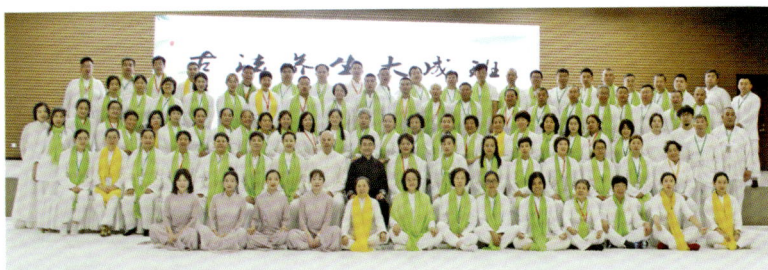

耀中堂第197期《古法养生大成班》 北京站
2023.9.14-17

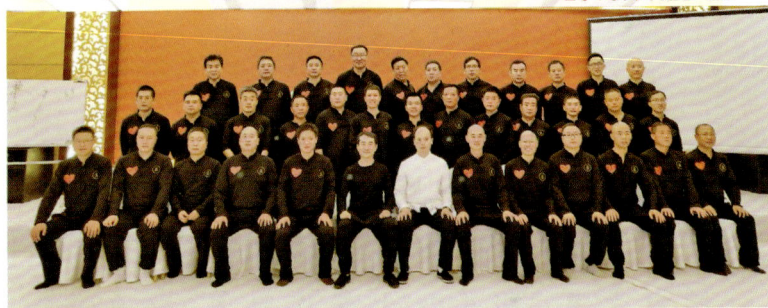

养生达人第1期《洗髓功特训营》少林寺站
2018.11.23-25

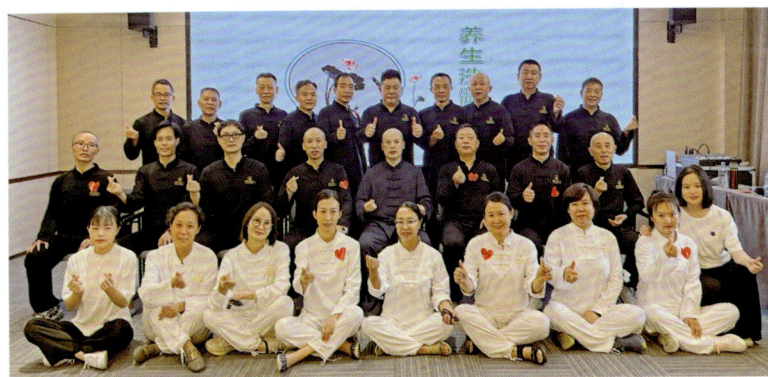

耀中堂第21期《养生洗髓功班》 河南站
2022.6.17-19

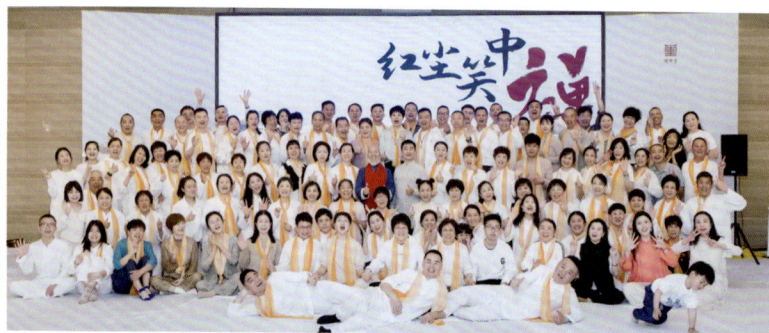

耀中堂第5期《红尘笑中禅》 河南站

2023.4.18-20

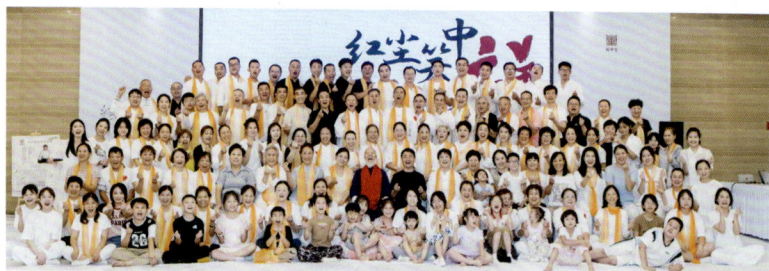

耀中堂第6期《红尘笑中禅》 河南站

2023.7.26-29

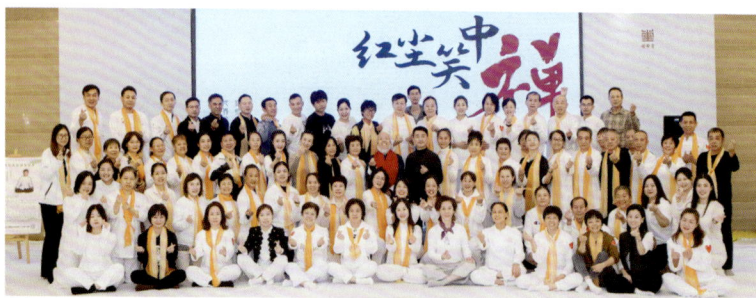

耀中堂第7期《红尘笑中禅》 河南站

2023.10.22-25

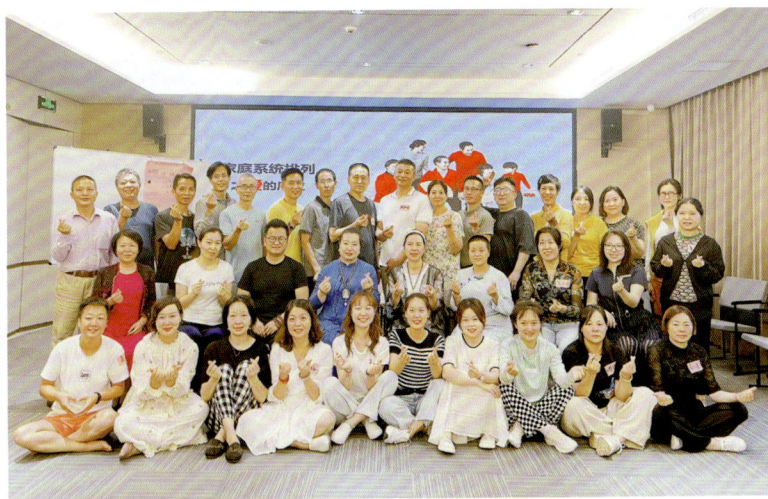

耀中堂第3期《家庭系统排列》 河南站

2022.7.5-8

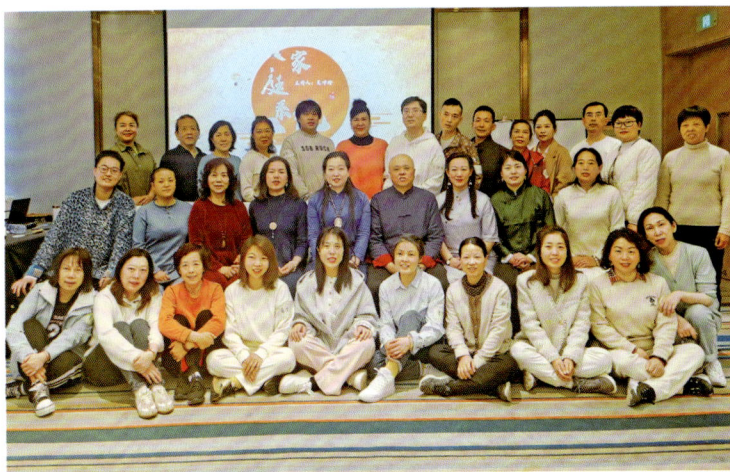

耀中堂第7期《家庭系统排列》 上海站

2023.3.28-31

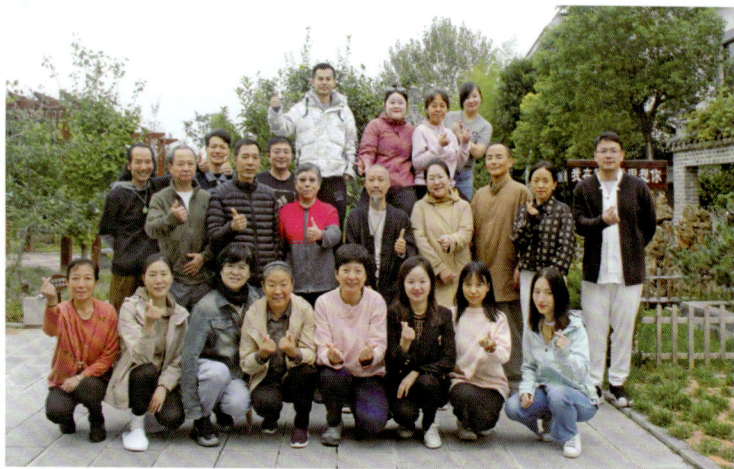

耀中堂第3期《深度放松静心营》 河南站
2023.10.1-7

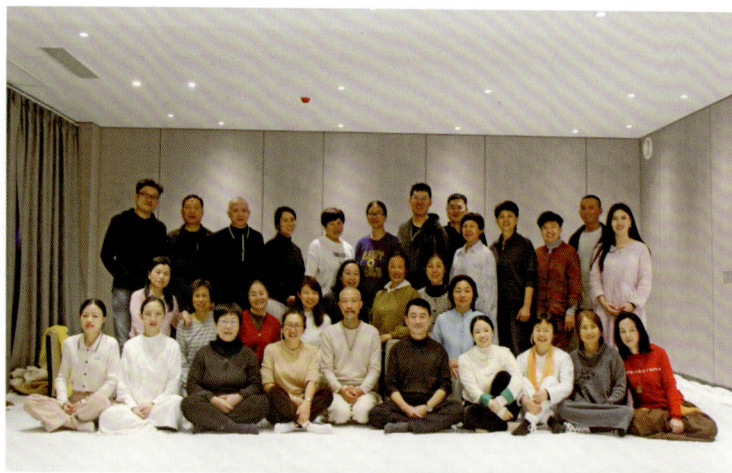

耀中堂第4期《深度放松静心营》 河南站
2023.11.1-7

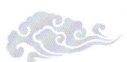

后 记

写完这本书，如释重负。写完这本书，忧心忡忡。

我知道也许一些所谓的"科学卫道士"很快就会站出来指出这本书不够科学和不够严谨的地方。那一定有，我无话可说。毕竟我不是医学专业出身，也没有做过数据统计的相关工作，如果有人提出错误，我会积极面对并改正它。但值得一提的是，这丝毫不会影响辟谷的真实性和科学性，而我也愿意用一生去探索、去传播、去捍卫它。我深信，凡流泪播种者，必欢呼收割！

感谢这个百家争鸣的时代，不会让我和更多的我像哥白尼一样被烧死，也不会像伽利略一样被强迫"认罪"；感谢来自全国各地的学员用生命给我投了这样一张信任票，并不断向我传递康复的好消息，是他们在激励我不断前行，不敢怠惰或停歇；感谢我的合作伙伴们陪我这一路的风风雨雨，一起传递爱心，一起相拥哭泣，是他们不断提醒我要背负的责任和使命；感谢那些不理解和不信任的目光，是他们让我意识到自己还有太多需要成长的空间，让我不断探索和求知；感谢我的同行，他们被习惯性地称为"竞争对手"，是他们和我一起在唤醒大众的养生意识，毕竟"一枝独秀不是春，百花齐放春满园"，我们一起成长和传承；感谢上苍，让我有缘结识辟谷，让人生从此变得不同。

关于这本书的出版，还要感谢的是我的爱妻洋洋。每个夜晚，当我挑灯夜战，她总是毫无怨言，把孩子照顾得很好；感谢公司的何丽娜总经理，为了让我尽快完稿，牺牲了许多公司的利益和她个人的利益；感谢客服部的女孩子们，给我提供了海量客户案例供我选择；感谢愿意成为故事主角的学员们，虽然都是各行各业的成功人士，依然愿意在本书中充当一个普通的案例；感谢自身受益之后努力传播爱心的会员们，没有你们，我们不会有今天的成绩。不能一一列举了，再次深表感谢！

感谢所有为此书铺垫理论的前辈们，还有，感谢您，我的朋友，我的读者！

胡耀中

2024 年 4 月